实用中成药速查手册

第二版

詹锦岳 ◎ 主编

化学工业出版社

·北京·

内容简介

本书收集整理常用中成药 500 余种，按药物的主要功效与用途分类编排，并介绍每种中成药的药物组成、剂型、规格、用法用量、功用主治和注意事项等内容。本书所载中成药品种多，信息量大，阐述简明，实用性强，查找方便，可供广大中医药爱好者自疗和保健之用，亦可作为临床医师、药师、基层医务人员和医学生学习、应用中成药的参考书。

图书在版编目（CIP）数据

实用中成药速查手册/詹锦岳主编. —2 版. —北京：化学工业出版社，2021.4 （2024.1重印）
ISBN 978-7-122-38491-1

Ⅰ.①实… Ⅱ.①詹… Ⅲ.①中成药-手册 Ⅳ.①R286-62

中国版本图书馆 CIP 数据核字（2021）第 024222 号

责任编辑：邱飞婵 满孝涵　　　　装帧设计：韩　飞
责任校对：王素芹

出版发行　化学工业出版社
　　　　　（北京市东城区青年湖南街 13 号　邮政编码 100011）
印　　装：三河市延风印装有限公司
787mm×1092mm　1/32　印张 11　字数 228 千字
2024 年 1 月北京第 2 版第 5 次印刷

购书咨询：010-64518888
售后服务：010-64518899
网　　址：http://www.cip.com.cn
凡购买本书，如有缺损质量问题，本社销售中心负责调换。

定　价：**49.80 元**

编写人员名单

主　编　詹锦岳

编　者　詹锦岳　周　婷　陈　婧　于富荣
　　　　曹烈英　于福莲

前言

很多读者在日常使用中成药时，由于对中医理论不甚了解，也不熟悉中成药处方组成、功效、主治，经常望文生义，单凭药名选用某些药物；还有一些读者误以为凡补药都是对身体有好处的，于是不顾药性乱用或滥用补药；更有甚者，忽视药物的毒性与副作用，在用药剂量上出现错误，或是不遵医嘱长期服药，导致身体健康大受损害。

《实用中成药速查手册》一书自出版以来，深受广大读者的欢迎。 由于 2020 年版《中华人民共和国药典》（以下简称《中国药典》）已由国家药品监督管理局、国家卫生健康委颁布，并于 2020 年 12 月 30 日起实施。 针对新药典中的一些新变化，我们对本书进行了修订，希望能够为读者安全、准确用药提供帮助。

在本次修订过程中，我们严格遵照 2020 年版《中国药典》，将药典新增的中成药品种加入了本书对应的章节中，并删除了药典中没有的品种。 药品名称或剂型发生变动的，我们也根据 2020 年版《中国药典》进行了严格修订，比如将"尿塞通胶囊"改为了"尿塞通片"，"牛黄清心丸"改为了"牛黄清心丸（局方）"，"复方羊角胶囊"改为了"复方羊角片"，其剂型、用法等也进行了相应的修改。

为方便读者使用，我们沿袭了上一版的内容编排方法，即按照中成药的主要作用进行分类编排，读者可据此进行速查，即可掌握每种中成药的药物组成、剂型、规格、用法用量、功用主治和注意事项等内容；另外，为确保内容准确无误，我们参考比照了大量的医学资料，并咨询了多位专业中医师，他们给出的一些建议对本次修订工作起到了帮助作用，在此表示真诚的感谢。

由于时间仓促，书中难免会存在一些不足之处，衷心希望读者能够提出宝贵意见，以使本书进一步完善。

编　者
2021 年 1 月

目　　录

第一章　教你认识中成药

第二章　消化系统疾病的中成药速查

第三章　呼吸系统疾病的中成药速查

第四章　循环系统疾病的中成药速查

第七章　神经系统疾病的中成药速查

第八章　男科、妇科疾病的中成药速查

第九章　五官科疾病的中成药速查

第十章　皮肤科疾病的中成药速查

第十一章　骨伤科疾病的中成药速查

第十二章　儿科疾病的中成药速查

第十三章　各种急、杂症的中成药速查

索 引

第一章
教你认识中成药

一、中成药的常用剂型

所谓中成药，是用中草药作为原料，通过不同加工手段，制作为丸、散、膏、丹等不同剂型的中药制品。这些剂型各具特点，便于患者根据自身以及相关病症情况进行选择。下面介绍常用的几种中成药剂型。

1. 丸剂

丸剂是用药材细粉或药材提取物加适宜黏合剂或辅料，制成的球形或类球形的固体制剂。根据黏合剂的不同，丸剂可分为蜜丸、水蜜丸、水丸、糊丸、浓缩丸、微丸等类型（表1）。

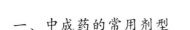

表 1　不同类型丸剂的特点

名　称	材料黏合剂种类	特　　点
蜜丸	药材细粉、蜂蜜	大蜜丸的丸重在 0.5 克以上（含 0.5 克），小蜜丸的丸重在 0.5 克以下。蜂蜜富于营养，并有润肺止咳、润肠通便的功能，且质地柔润、吸收缓慢、作用缓和，常用于滋补类药物、小儿用药、贵重及含易挥发性成分的药物，常制成蜜丸，治疗慢性病和虚弱性疾病

1

续表

名　称	材料黏合剂种类	特　　点
水蜜丸	药材细粉、水和蜂蜜	特点与蜜丸相似，但含水量较低，更易于保存和服用，多用于补益类药物
水丸	药材细粉、水（或醋、药汁、黄酒等）	不易吸潮；体积较小，表面光滑，易于吞服
浓缩丸	药材煎液或提取液、适宜的黏合剂	可分为浓缩蜜丸、浓缩水丸、浓缩水蜜丸，易于服用。体积小，药物有效成分含量高，溶化吸收较缓慢，适用于多种慢性疾病
糊丸	药材细粉、米糊（或面糊）	糊丸质地坚硬，溶化吸收较缓慢，可延长药效，减少毒性成分释放，减轻对胃肠的刺激
蜡丸	药材细粉、蜂蜡	溶化极其缓慢，可延长药效，防止药物中毒或强烈刺激胃
微丸	药材细粉、水（或酒泛丸，或以百草霜为衣）	体积小，直径小于2.5毫米，应用剂量小，易于服用，吸收平稳

2. 散剂

散剂是一种或多种药材混合制成的粉末状制剂，所使用药物多为有效成分不溶或难溶于水，或不耐高温，或剧毒不易掌握用量，或者贵重细料药物。散剂分内服和外用两种。散剂的优点是治疗范围广，使用后分散快，起效迅速，对个人来说携带很方便。

3. 煎膏剂（膏滋）

煎膏剂是指将药材用水煎煮，去渣浓缩后，加炼蜜或糖制成的半固体制剂。煎膏剂的优点是吸收快、浓度高、体积小、便于保存，选取药物也以滋补调理为主，适用于慢性病和久病体虚者。

4. 丹剂

丹剂是用水银、硝石、雄黄等矿物药经过炼制、升华、融合等技术处理制成的无机化合物，由于大多含水银成分，多配制丸、散供外用，具有消肿生肌、消炎解毒的作用。

5. 片剂

片剂是指用药材细粉或提取物与适宜的辅料或药材细粉压制而成的片状制剂，分浸膏片、半浸膏片和全粉片等。片剂的优点是体积小，用量准确，生效快。

6. 颗粒剂（冲剂）

颗粒剂是药材提取物与适宜的辅料或与药材细粉制成的颗粒状制剂，有颗粒状和块状两种，分为可溶性、混悬性、泡腾性及含糖型、无糖型等不同类型。颗粒剂体积小，服用方便，口感也相对较好，多用于补益、止咳、清热等作用的药物。

7. 锭剂

锭剂是药材细粉与适量黏合剂（蜂蜜、糯米粉），或利用药材本身的黏性制成规定形状的固体制剂。锭剂可供内服或外用，内服作用与糊丸接近，大多作含服；外用多用水或醋磨汁后涂敷患处。

8. 胶剂

胶剂是以动物的皮、骨、甲、角等用水煎取胶质，经浓缩凝固而成的固体内服制剂。胶剂中的蛋白质、氨基酸等营养较丰富，多作为补益药，适合老年人、久病未愈者或身体虚弱者。胶剂可单服，也可制成丸、散或加入汤剂中。

9. 硬胶囊剂

硬胶囊剂是将适量的药材提取物、药材提取物加药粉或辅料制成均匀的粉末或颗粒，填充于硬胶囊中而制成。硬胶囊剂为口服制剂，优点是易于吞服、可掩盖药物不良嗅味、分解快、吸收好。

10. 软胶囊剂

软胶囊剂是将油类或明胶等对囊材无溶解作用的液体药物或混悬液封闭于囊材内制成的剂型。特点与硬胶囊相似。

11. 糖浆剂

糖浆剂是含有药物、药材提取物和芳香物质的浓缩蔗糖水溶液。糖浆剂中有糖的成分，味道较好，可掩盖某些药物的不适气味，适用于小儿及虚弱患者服用，尤多见于小儿用药，糖尿病患者不宜使用。

12. 合剂

合剂是将药材用水或其他溶剂采用适宜方法提取，经浓缩制成的内服液体制剂。单剂量包装的合剂又称口服液，优点是便于携带、服用方便、用量小、作用快，且效果较稳定。

13. 酒剂

酒剂是药材以黄酒或白酒为溶剂浸提制成的澄清液体制剂，又称药酒。酒剂服用量少，吸收迅速，见效快，多用于补虚养体及治疗风寒湿痹、跌打损伤等。

14. 酊剂

酊剂是药物用规定浓度的乙醇浸出或溶解而制成的澄清液体制剂，也可用流浸膏稀释制成。酊剂分内服和外用两种，优点是有效成分含量高、剂量准确、吸收迅速。

15. 露剂

露剂是含芳香挥发性成分的中药材经水蒸气蒸馏制得的饱和或近饱和的澄明水溶液制剂，又称药露。露剂在临床上多供内服，服用较方便，吸收好，多具有解表清暑、清热解毒的功效。

16. 气雾剂、喷雾剂

气雾剂是药物和抛射剂同装封于带有阀门的耐压容器中，使用时借助抛射剂的压力，定量或非定量地将内容物喷出的制剂。喷雾剂不含抛射剂，是借助手动泵的压力将内容物以雾状等形式喷出的制剂。气雾剂、喷雾剂外用，药剂用量较小，起效迅速，稳定性强，副作用小。

17. 膏药

膏药是将药材经食用植物油提取，再加红丹炼制而成的外用制剂。膏药具有容纳药量多、药效释放持久等优点，可直接与皮肤接触，多用于跌打损伤、风湿痹痛、疮疡痈肿等疾病。

18. 栓剂

栓剂是将药材提取物或药粉与适宜基质混合制成的供腔道给药的固体制剂，也称坐药或塞药。与口服中成药相比，人体吸收较快，且吸收后不经肝脏直接进入大循环，减少了毒素堆积。

19. 滴丸

滴丸是将药物以适宜基质用滴丸法制成的制剂。滴丸的优点是易服用、溶化快、奏效迅速，速效药物多采用滴丸制剂。

上面介绍的十九种中成药制剂是日常使用比较频繁的剂型。其他剂型还有软膏剂、橡胶膏剂、油剂、搽剂、浸膏剂、流浸膏剂等。因使用频率不高，故不做详细介绍。

二、正确使用中成药的注意事项

一般人都有吃中药时不能喝酒，忌食辛辣、生冷食物，并且不能吃雄鸡、鲤鱼、猪血等食物的常识。此外，茶、绿豆汤等有"解药"作用的食物，在服用中药时也最好不吃，也是众所周知的。这些常识性禁忌，在服用中成药期间同样适用。

此外，要正确使用中成药，还应注意以下九点。

1. 注意辨证施治

药物对症才能有效。如感冒可分风寒感冒、风热感冒、暑湿感冒和时疫感冒，风寒感冒应用疏风解表的荆防颗粒治疗，风热感冒则要用清热解毒的双黄连口服液来缓解等。

2. 根据病情选择药物和剂型

中成药种类繁多，剂型多样。选择时，要根据病情的轻重缓急来选择适合的药物和剂型。急性危重期应选择起效快、作用强的药物和剂型，如心绞痛骤发时可选择舌下含服、起效迅速的速效救心丸；调理需要长期服药的糖尿病，则要长期服用甘露消渴胶囊等调理性中成药。

3. 注意药物的组成和功能主治

很多药物即使药名仅有一字之差，药物组成和功效也会大相径庭，因此使用前一定要分辨清楚。例如六味地黄丸和麦味地黄丸，虽然这两种药的名字仅差一个字，但六味地黄丸主治肝肾阴虚导致的虚火上升诸证，如眩晕、耳鸣、腰痛等；而麦味地黄丸则主治肺肾阴虚导致的潮热盗汗、咳嗽咯血、遗精等症。

4. 不可滥用补药

补药虽然能够滋补身体，但使用不对则适得其反，甚至会造成身体严重的偏盛偏衰，反而伤害身体。例如身体强壮，完全不存在气虚、阳虚等问题的人食用含有人参、鹿茸等大补之品的中成药，会引发头痛、全身发热、口舌生疮、鼻子出血等不适症状。

5. 合理配伍中成药与西药

中成药和西药合理配合使用，可以收到增加药效、减低毒副作用的效果。但是，如果联合使用不合理，就会收到反效果，甚至引起药源性疾病。比如地高辛与六神丸联合使用，能引发心脏频发性室性期前收缩，严重损害人体健康。

6. 注意正确的使用方法

中成药因各自药性、剂型不同，所治疾病也有所差异，因此服用方法、服药时间和服用次数也各不相同。这些与药效能否正常发挥息息相关，因此，服用中成药时一定要注意根据服用说明或医嘱正确服用。

7. 注意用药量

服用中成药，也要像服用西药一样，严格按照说明书或医嘱使用，不能超剂量或减少剂量。

8. 不可盲目服用中成药

服用中成药和服用其他药物一样，也要注意疗程，不可以在不了解自身疾病状况的情况下盲目地长期服用同一种药物。

9. 服药期间，注意身体变化

"是药三分毒"，而且，每个人的身体都是有差异的，同一种中成药，不同的人服用后反应也会各不相同。因此，患者开始服用某种或同时服用多种中成药后，要随时注意观察自身的变化，一旦出现不适，应及时停药就医。

三、中成药的正确服用时间

中成药的服用时间是有一定规律的。这一点，我国古代医家就已做出过非常明确的总结，如《汤液本草》中说："药气与食气不欲相逢，食气消则服药，药气消则进食，所谓食前食后盖有义在其中也。"

中成药的具体服用时间，要根据服药者的胃肠状况、病情特征和所服用药物特性来决定。根据各种中成药的特性，可总结出以下三点规律。

1. 清晨服用利水、驱虫药物

清晨，人体上消化道内的食物已基本排空，此时服药可以有效避免药物与食物混合，有利于药物迅速进入小肠并被吸收，充分发挥药效。此时服用利水或驱虫药物，增加药效的同时还可避免夜间服药造成频频起床、影响睡眠质量等现象。

2. 饭前宜服用治疗胃、肝和肾脏疾病的药物

饭前胃部较空，更有利于药效迅速疏布于人体下焦，也就是胃、肝、肾所在区域。因此，治疗胃、肝、肾等脏器疾病的中成药，宜饭前服用。

3. 饭后宜服用治疗胸膈以上部位疾病的中成药

饭后服用，因胃中有食物托承药物，有利于药效疏布于上焦及头面部，即胸膈以上部位和头面部。因而治疗胸闷、咽痛、眩晕、头痛、视物模糊等不适的中成药宜饭后服用。

此外，消食药也应在饭后服用。

要特别说明的一点是，无论饭前还是饭后服用药物，服用时间都要与吃饭时间间隔 1 小时左右，以免影响药物与食物的消化吸收以及药效的发挥。

四、如何辨别中成药是否变质

以前的中成药是没有生产日期、保质期和有效期限的，因此很多中成药常常一放就是几年、十几年。在国人的传统观念中，认为只要没有变质，这些中成药就是可以服用的。

生活中，我们有时为了存储方便，也会将中成药从外包装中取出，存放入家庭药箱中，时间久了，其生产日期和有效期限就变得无法考证。由于很多人不会分辨这些中成药是否已经变质，为了身体健康和生命安全，这些也许并未过期、变质的药品就只能被忍痛丢弃，造成了个人金钱和社会资源的双重浪费。

如果能够分辨这些中成药是否变质，就可以避免这样的浪费，合理、有效地利用这些中成药。辨别中成药是否变质的方法，可归纳为以下四点。

1. 观察形状

如果药品外形发生了改变，就意味着其已经变质。例如胶囊剂的胶囊表面变得凹凸不平或者变扁，本应干燥的手感变得潮湿；原为粉末或颗粒剂的药品变成了团块状等。

2. 观察颜色

当中成药原本的外观颜色发生变化，多数情况意味着它已经变质。例如片剂、胶囊、糖衣片、水剂、糖浆等制剂，外观颜色发生了明显改变，都是其已经变质的表现。

3. 尝味道

当中成药原本的味道发生变化，多数情况意味着它已经变质。如糖浆剂变酸，丸剂、片剂相较于原有味道口感有异，都是它已经变质的明显表现。

4. 闻气味

中成药都有其特有的气味，若有酸败发霉的气味，也是变质的表现。

第二章
消化系统疾病的中成药速查

第一节 胃　　痛

一、寒邪犯胃

十香止痛丸

【药物组成】香附、檀香、香橼、沉香、降香、丁香、木香、零陵香、乳香、乌药、延胡索、厚朴、砂仁、蒲黄、五灵脂、香排草、高良姜、熟大黄。

【剂型】本品为深棕褐色的大蜜丸；气香，味微苦。

【规格】每丸重6克。

【用法用量】口服，一次1丸，一日2次。

【功用主治】散寒止痛，疏气解郁。用于气滞胃寒，胃脘刺痛，腹部隐痛，两胁胀满。

【注意事项】服用本药忌酒；忌愤怒、忧郁；服药期间不宜与人参或其制剂同服；孕妇慎服；罹患心脏病、高血压病、糖尿病、肝病、肾病等慢性病且严重者请遵医嘱服用。

良附丸

【药物组成】高良姜、醋香附。

【剂型】本品为棕黄色至黄褐色的水丸；气微香，味辣。

【规格】每袋装 3～6 克。

【用法用量】口服，一次 3～6 克，一日 2 次。

【功用主治】温胃理气。用于寒凝气滞，脘痛吐酸，胸腹胀满。

【注意事项】忌愤怒、忧郁；本药不适用胃部灼痛，口苦便秘之胃热者；有高血压病、心脏病、肝病、糖尿病、肾病等慢性病且严重者应在医师指导下服用；儿童、孕妇、哺乳期妇女慎用。

胃疡宁丸

【药物组成】制白术、乌药、炒山药、白及、青皮、高良姜、赤芍、仙鹤草、甘草、珍珠层粉、香附、五指毛桃。

【剂型】本品为黄褐色至黑褐色的大蜜丸；味微甘、苦。

【规格】每丸重 3 克。

【用法用量】口服，一次 1～2 丸，一日 2～3 次，饭前或痛前用盐水送服，连续服用 40～50 天。

【功用主治】温中散寒，理气止痛，制酸止血。用于胃脘胀痛或刺痛，呕吐泛酸，胃及十二指肠溃疡属于寒凝气滞血瘀者。

【注意事项】孕妇慎用本药；小儿、年老体弱者应在医师指导下服用；服药期间忌食生冷、油腻、不易消化食物；服药 3

天后症状无改善或有加重者，应立即停药并到医院就诊；如正在使用其他药品，使用本药前应咨询医师或药师。

二、肝胃气滞

木香分气丸

【药物组成】木香、砂仁、丁香、檀香、香附、广藿香、陈皮、厚朴、枳实、豆蔻、莪术、山楂、白术、甘松、槟榔、甘草。

【剂型】本品为黄褐色的水丸；气香，味微辛。

【规格】每100丸重6克。

【用法用量】口服，一次6克，一日2次。

【功用主治】宽胸消胀，理气止呕。用于肝郁气滞，脾胃不和，胸膈痞闷，两胁胀满，胃脘疼痛，倒饱嘈杂，呕吐恶心，嗳气吞酸；脾胃不和，心腹胀满，两胁膨胀，咳嗽喘息，醋心干呕，咽喉不利，饮食不化；一切气逆，心胸满闷，腹胁虚胀，饮食不消，干呕吐逆，上气咳嗽冷痰，气不升降。

【注意事项】有高血压病、心脏病、肝病、糖尿病、肾病等慢性病且严重者应在医师指导下服用；孕妇慎用。

胃苏颗粒

【药物组成】紫苏梗、陈皮、佛手、槟榔、香附、香橼、枳壳、炒鸡内金。

【剂型】本品为淡棕色颗粒；味微苦。

【规格】每袋装5克。

【用法用量】口服，一次 1 袋，一日 3 次。15 天为 1 个疗程。

【功用主治】理气消胀，和胃止痛。主治气滞型胃脘痛，症见胃脘胀痛、窜及两胁、得嗳气或矢气则舒、情绪郁怒则加重、胸闷食少、排便不畅及慢性胃炎见上述证候者。

【注意事项】孕妇忌服；有高血压病、心脏病、肝病、肾病等慢性病且严重者应在医师指导下服用。

健胃片

【药物组成】山楂、六神曲、麦芽、槟榔、鸡内金、苍术、草豆蔻、陈皮、生姜、柴胡、白芍、川楝子、延胡索、甘草。

【剂型】本品为橘黄色的糖衣片，除去糖衣后显黄褐色；气香，味微苦、辛。

【规格】每片重 0.3 克。

【用法用量】口服，一次 6 片，一日 3 次。

【功用主治】健胃止痛。用于胃弱食滞引起的胃脘胀痛、倒饱嘈杂、嗳气食臭、大便不调。可调节胃酸分泌，以调和胆汁来促进消化系统功能。

【注意事项】不适用于脾胃阴虚者；孕妇及哺乳期妇女慎用。

珍珠胃安丸

【药物组成】珍珠层粉、甘草、豆豉姜、陈皮、徐长卿。

【剂型】本品为黑色包衣水丸，除去包衣后显浅灰黄色至黄棕色；味甘。

【规格】每 10 粒重 1 克。

【用法用量】口服，一次 1 克，一日 4 次，饭后及睡前服。

【功用主治】和中宽胃，行气止痛。用于气滞所致的胃痛，症见胃脘疼痛胀满、泛酸、嘈杂似饥；可用于治疗胃、十二指肠溃疡。

【注意事项】忌辛辣食物、过硬的食物、发霉变质的食物、咖啡、烧烤、火锅、烟酒等。

舒肝丸（浓缩丸）

【药物组成】川楝子、延胡索、姜黄、沉香、白芍、麸炒枳壳、豆蔻仁、茯苓、陈皮、朱砂、砂仁、厚朴、木香。

【剂型】本品为棕红色的浓缩丸；气微，味微苦。

【规格】每6丸相当于原生药2.182克。

【用法用量】口服，一次6丸，一日2～3次。

【功用主治】疏肝和胃，理气止痛。用于肝郁气滞，胸胁胀满，胃脘疼痛，嘈杂呕吐，嗳气泛酸。

【注意事项】孕妇、儿童慎用；如正在使用其他药品，使用本药前应咨询医师或药师。

蒲元和胃胶囊

【药物组成】延胡索、香附、乳香、蒲公英、枯矾、甘草。

【剂型】本品为硬胶囊，内容物为棕黄色至黄棕色的颗粒及粉末；气微香，味微苦。

【规格】每粒装0.25克。

【用法用量】口服，一次4粒，一日3次，饭后半小时服用。6周为1个疗程。

【功用主治】行气和胃止痛。用于胃脘胀痛，嗳气反酸，烦躁易怒，胁胀；也适用于胃及十二指肠溃疡属气滞证者。

【注意事项】孕妇忌服；服药期间，忌生冷食物；本药不宜久服，服药 3 天症状不减轻或加重者，应立即停药并到医院就诊；如正在使用其他药品，使用本药前应咨询医师或药师。

三、食滞胃痛

开胸顺气丸

【药物组成】槟榔、牵牛子、陈皮、木香、厚朴、三棱、莪术、猪牙皂。

【剂型】本品为浅棕色至棕色的水蜜丸；味微苦、辛。

【规格】每 10 粒重 1 克。

【用法用量】口服，一次 3～9 克，一日 1～2 次。

【功用主治】消积化滞，行气止痛。用于饮食内停、气郁不舒导致的胸胁胀满、胃脘疼痛、嗳气呕恶、食少纳呆。

【注意事项】孕妇禁用；年老体弱者慎用。

越鞠保和丸

【药物组成】栀子（姜制）、六神曲（麸炒）、醋香附、川芎、苍术、木香、槟榔。

【剂型】本品为棕黄色至黄棕色的水丸；气微香，味微苦。

【规格】每袋重 6 克。

【用法用量】口服，一次 6 克，一日 1～2 次。

【功用主治】疏肝解郁，开胃消食。用于气食郁滞所致的胃痛，症见脘腹胀痛、纳呆食少、大便不调；也适用于消化不良见上述证候者。

【注意事项】孕妇慎用；服药期间，忌生冷、硬黏难消化食物。

六味安消胶囊

【药物组成】藏木香、大黄、山柰、北寒水石、诃子、碱花。
【剂型】本品为红黑色的胶囊剂，内容物为灰黄色或黄棕色的粉末；气香，味苦、涩、微咸。
【规格】每粒装 0.5 克。
【用法用量】口服，一次 3～6 粒，一日 2～3 次。
【功用主治】和胃健脾，导滞消积，行血止痛。用于胃痛胀满，消化不良，便秘，痛经。
【注意事项】小儿及孕妇忌服；不适用于久病体虚的胃痛患者；有高血压病、心脏病、肾病、水肿患者应在医师指导下服用。

四、胃热疼痛

三九胃泰胶囊

【药物组成】三叉苦、黄芩、九里香、两面针、木香、茯苓、白芍、地黄。
【剂型】本品为硬胶囊，内容物为棕黄色至深棕色的颗粒和粉末；味苦。
【规格】每粒装 0.5 克。
【用法用量】口服，一次 2～4 粒，一日 2 次。
【功用主治】清热燥湿，行气活血，柔肝止痛。用于湿热内蕴、气滞血瘀所致的胃痛，症见脘腹隐痛、饱胀反酸、恶心呕吐、嘈杂纳减；也适用于浅表性胃炎、糜烂性胃炎、萎缩性胃炎见上述证候者。

【注意事项】胃寒患者慎用；服药期间，忌食油腻、生冷、难消化食物。

五、脾胃虚弱

健脾丸

【药物组成】党参、白术、陈皮、枳实、山楂、麦芽。

【剂型】本品为棕褐色至黑褐色的大蜜丸；味微甜、微苦。

【规格】每丸重 6 克。

【用法用量】口服，一次 6～9 克，一日 2 次；小儿酌减。

【功用主治】健脾开胃。用于脾胃虚弱，脘腹胀满，食少便溏。

【注意事项】尚不明确。

养胃颗粒

【药物组成】黄芪、党参、白芍、香附、陈皮、山药、乌梅、甘草。

【剂型】本品为浅棕色或棕色的颗粒；气香，味甜、微苦。

【规格】每袋装 5 克。

【用法用量】开水冲服，一次 5 克，一日 3 次，空腹时服用。

【功用主治】养胃健脾，理气和中。用于脾虚气滞所致的胃痛，症见胃脘不舒、胀满疼痛、嗳气食少；也适用于慢性萎缩性胃炎见上述证候者。

【注意事项】注意饮食规律，忌食辛辣食物；重度胃痛应在医师指导下服用。

健胃愈疡片

【药物组成】柴胡、党参、白芍、延胡索、白及、珍珠层粉、青黛、甘草。

【剂型】本品为薄膜包衣片，除去包衣的片心显灰褐色；气微、味苦。

【规格】每片重0.3克。

【用法用量】口服，一次4～5片，一日4次。20日为1个疗程，连用2～3个疗程。

【功用主治】疏肝健脾，解痉止痛，止血生肌。用于肝郁脾虚、肝胃不和型消化性溃疡活动期，症见胃脘胀痛、嗳气吞酸、烦躁不适、腹胀便溏等。

【注意事项】不宜与重金属盐制剂、生物碱、强心苷、明胶等同时服用；用药期间忌食辛辣、酸性及刺激性食物。

参苓白术散

【药物组成】人参、茯苓、白术、山药、甘草、白扁豆、莲子、薏苡仁、砂仁、桔梗。

【剂型】本品为黄色至灰黄色的粉末；气香，味甜。

【规格】每袋装6克。

【用法用量】口服，一次6～9克，一日2～3次。

【功用主治】补脾胃，益肺气。用于脾胃虚弱，食少便溏，气短咳嗽，肢倦乏力。

【注意事项】感冒发热患者不宜服用；儿童、孕妇、哺乳期妇女慎用；有高血压病、心脏病、肝病、糖尿病、肾病等慢性病且严重者应在医师指导下服用。

六、脾胃虚寒

香砂养胃丸

【药物组成】木香、砂仁、白术、陈皮、茯苓、半夏、香附、枳实、豆蔻、厚朴、广藿香、甘草、生姜、大枣。

【剂型】本品为黑色的水丸，除去包衣后显棕褐色；气微，味辛、微苦。

【规格】每10粒重1克。

【用法用量】口服，一次9克，一日3次。

【功用主治】温中和胃。用于胃阳不足、湿阻气滞所致的胃痛、痞满，症见胃痛隐隐、脘闷不舒、呕吐酸水、嘈杂不适、不思饮食、四肢倦怠。

【注意事项】胃痛症见胃部灼热、隐隐作痛、口干舌燥者不宜服用。

香砂六君丸

【药物组成】党参、白术、茯苓、半夏、炙甘草、陈皮、木香、砂仁。

【剂型】本品为黄棕色的水丸；气微香，味微甜、辛。

【规格】每袋装6克。

【用法用量】口服，一次6～9克，一日2～3次。

【功用主治】益气健脾，和胃。用于脾虚气滞，消化不良，嗳气食少，脘腹胀满，大便溏泄。

【注意事项】有高血压病、心脏病、肝病、糖尿病、肾病等慢性病且严重者应在医师指导下服用；儿童、孕妇、哺乳期妇女、年老体弱者慎用。

小建中颗粒

【药物组成】白芍、大枣、桂枝、炙甘草、生姜。

【剂型】本品为浅棕色至棕黄色的颗粒；气香，味甜。

【规格】每袋装15克。

【用法用量】口服，一次15克，一日3次。

【功用主治】温中补虚，缓急止痛。用于脾胃虚寒，脘腹疼痛，喜温喜按，嘈杂吞酸，食少，心悸及腹泻与便秘交替的慢性结肠炎、胃及十二指肠溃疡等。

【注意事项】孕妇忌服；外感风热表证未清者及脾胃湿热或有明显胃肠道出血症状者不宜服用；糖尿病患者慎用。

附子理中丸

【药物组成】党参、炒白术、附子、干姜、甘草。

【剂型】本品为棕褐色至棕黑色的水蜜丸、小蜜丸或大蜜丸；气微，味微甜而辛辣。

【规格】水蜜丸每100丸重10克；小蜜丸每100丸重20克；大蜜丸每丸重9克。

【用法用量】口服，水蜜丸一次6克，小蜜丸一次9克，大蜜丸一次1丸，一日2～3次。

【功用主治】温中健脾。用于脾胃虚寒，脘腹冷痛，呕吐泄泻，手足不温。

【注意事项】孕妇、哺乳期妇女、儿童慎用。感冒发热患者不宜服用；有高血压病、心脏病、肝病、糖尿病、肾病等慢性病且严重者应在医师指导下服用。

七、胃阴亏虚

阴虚胃痛颗粒

【药物组成】北沙参、麦冬、石斛、川楝子、玉竹、白芍、炙甘草。

【剂型】本品为淡黄棕色至黄棕色的颗粒；味甜、微苦。

【规格】每袋装 10 克。

【用法用量】开水冲服，一次 10 克，一日 3 次。

【功用主治】养阴益胃，缓中止痛。用于胃阴不足引起的胃脘隐隐灼痛，口干舌燥，纳呆，干呕；慢性胃炎、消化性溃疡见上述症状者。

【注意事项】不适用于脾胃阳虚，主要表现为遇寒则胃脘作痛、喜热饮食；糖尿病患者应在医师指导下服用。

胃安胶囊

【药物组成】石斛、黄柏、南沙参、山楂、枳壳、黄精、甘草、白芍。

【剂型】本品为胶囊剂，内容物为黄棕色至棕褐色的颗粒或粉末；味苦。

【规格】每粒装 0.25 克。

【用法用量】口服，一次 3 粒，一日 2 次，饭后 2 小时服用。

【功用主治】养阴益胃，补脾消炎，行气止痛。用于胃脘嘈杂，上腹隐痛，咽干口燥；也适用于萎缩性胃炎见上述证候者。

【注意事项】不适用于脾胃阳虚，主要表现为遇寒则胃脘痛、大便溏。

第二节 痞 满

一、实痞

大山楂丸

【药物组成】山楂、六神曲、麦芽。

【剂型】本品为棕红色或褐色的大蜜丸；味酸、甜。

【规格】每丸重9克。

【用法用量】口服，一次1～2丸，一日1～3次；小儿酌减。

【功用主治】消食化滞，调和脾胃。用于脾胃失和，饮食不香，停食停水，消化不良。

【注意事项】脾胃虚弱，无积滞而食欲缺乏者不适用；有高血压病、心脏病、肝病、糖尿病、肾病等慢性病且严重者应在医师指导下服用。

保和丸

【药物组成】焦山楂、六神曲、半夏、茯苓、陈皮、连翘、莱菔子、麦芽。

【剂型】本品为棕色至褐色的大蜜丸；气微香，味微酸、涩、甜。

【规格】每丸重9克。

【用法用量】口服，一次1～2丸，一日2次；小儿酌减。

【功用主治】消食，导滞，和胃。用于食积停滞，脘腹胀满，嗳腐吞酸，不欲饮食。

【注意事项】有高血压病、心脏病、肝病、糖尿病、肾病等慢性病且严重者应在医师指导下服用；儿童、孕妇、哺乳期妇女、年老体弱者应在医师指导下服用。

越鞠丸

【药物组成】醋香附、川芎、炒栀子、苍术、六神曲。

【剂型】本品为深棕色至棕褐色的水丸；气香，味微涩、苦。

【规格】每100粒重6克。

【用法用量】口服，一次6～9克，一日2次。

【功用主治】理气解郁，宽中除满。用于胸脘痞闷，腹中胀满，饮食停滞，嗳气吞酸。

【注意事项】忌生气、恼怒；有高血压病、心脏病、肝病、糖尿病、肾病等慢性病且严重者应在医师指导下服用；儿童、孕妇、哺乳期妇女、年老体弱者慎用。

沉香化气丸

【药物组成】广藿香、醋莪术、六神曲、炒麦芽、醋香附、甘草、木香、砂仁、陈皮、沉香。

【剂型】本品为灰棕色至黄棕色的水丸；气香，味微甜、苦。

【规格】每袋装6克。

【用法用量】口服，一次3～6克，一日2次。

【功用主治】理气疏肝，消积和胃。用于肝胃气滞，脘腹胀痛，胸膈痞满，不思饮食，嗳气泛酸。

【注意事项】孕妇慎用；服药期间忌情绪激动；本药不适用于口干欲饮、大便干结、小便短少之胃阴虚者。

左金丸

【药物组成】黄连、吴茱萸。

【剂型】本品为黄褐色的水丸；气特异，味苦、辛。

【规格】每瓶装 6 克。

【用法用量】口服，一次 3～6 克，一日 2 次。

【功用主治】泻火，疏肝，和胃，止痛。用于肝火犯胃，脘胁疼痛，口苦嘈杂，呕吐酸水，不喜热饮。

【注意事项】忌愤怒、忧郁；本药不适用于脾胃虚寒者。有高血压病、心脏病、肝病、糖尿病、肾病等慢性病且严重者应在医师指导下服用；儿童、孕妇、哺乳期妇女、年老体弱者慎用。

开胃山楂丸

【药物组成】山楂、六神曲、槟榔、山药、白扁豆、鸡内金、枳壳、麦芽、砂仁。

【剂型】本品为棕褐色的大蜜丸；气微，味酸、微甜。

【规格】每丸重 9 克。

【用法用量】口服，温开水送下，一次 1 丸，1 日 1～2 次。

【功用主治】行气健脾，消食导滞。用于饮食积滞引起的脘腹胀满，疼痛，消化不良。

【注意事项】孕妇忌服；不适用于脾胃阴虚，主要表现为口干、舌红少津、大便干；哺乳期妇女慎用。

山楂化滞丸

【药物组成】山楂、麦芽、六神曲、槟榔、莱菔子、牵牛子。

【剂型】本品为棕色的大蜜丸；味酸、甜。

【规格】每丸重9克。

【用法用量】口服，一次2丸，一日1～2次。

【功用主治】消食导滞。用于饮食停滞，食少纳呆，大便秘结，脘腹胀满。

【注意事项】孕妇忌服。

二、虚痞

和中理脾丸

【药物组成】香附、茯苓、苍术、厚朴、南山楂、六神曲、麦芽、莱菔子、广藿香、白豆蔻、白术、砂仁、陈皮、木香、甘草、法半夏、党参、枳壳。

【剂型】本品为黄褐色的大蜜丸；气微香，味甜。

【规格】每丸重9克。

【用法用量】口服，温开水送下，一次1丸，一日2次。

【功用主治】调理脾胃，益气和中。用于脾胃不和，饮食难消，倒饱嘈杂，恶心呕吐。

【注意事项】孕妇忌服；不适用于诊断明确的萎缩性胃炎；不适用于口干、大便干、手足心热者；哺乳期妇女慎用。

枳术丸

【药物组成】枳实、白术。

【剂型】本品为褐色的水丸；气微香，味微苦。

【规格】每50丸重3克。

【用法用量】口服，一次6克，一日2次。

【功用主治】健脾消食，行气化湿。用于脾胃虚弱，食少不化，脘腹痞满。

【注意事项】不适用于肠结核腹泻，主要表现为午后低热、盗汗、晨时腹泻；孕妇忌服。

厚朴排气合剂

【药物组成】姜厚朴、木香、麸炒枳实、大黄。

【剂型】本品为棕褐色的液体，久置有少量轻摇易散的沉淀；气香，味甘、微苦、辛。

【规格】每瓶装 50 毫升或 100 毫升。

【用法用量】口服，于术后 6 小时、10 小时各服一次，一次 50 毫升。服用时摇匀，稍加热后温服。

【功用主治】行气消胀，宽中除满。用于腹部非胃肠吻合术后早期肠麻痹，症见腹部胀满，胀痛不适，腹部膨隆，无排气、排便，舌质淡红，舌苔薄白或薄腻。

【注意事项】孕妇、肠梗阻、恶性肿瘤、血管供血不足引起的肠麻痹禁用本药；有个别患者服用后，出现恶心呕吐不良反应，停药后该反应消失，但不排除手术麻醉等因素的影响；有个别患者服用后出现大便稀水样。

第三节　慢性胃炎

一、脾胃虚弱证

人参健脾丸

【药物组成】人参、白术、茯苓、山药、陈皮、木香、砂仁、黄芪、当归、酸枣仁、远志。

【剂型】本品为棕褐色至棕黑色的大蜜丸；气香，味甜、微苦。

【规格】每丸重6克。

【用法用量】口服，一次2丸，一日2次。

【功用主治】健脾益气，和胃止泻。用于脾胃虚弱所致的饮食不化、脘闷嘈杂、恶心呕吐、腹痛便溏、不思饮食、体弱倦怠。现代多用于慢性胃肠炎、十二指肠溃疡、消化不良性腹泻、胃肠功能紊乱、过敏性结肠炎、营养不良等属脾胃虚弱，运化失常者。

【注意事项】有心、肾功能不全的患者，应在医师指导下服用；服本药时不宜同时服用藜芦、五灵脂、皂荚或其制剂。

六君子丸

【药物组成】党参、茯苓、麸炒白术、炙甘草、姜半夏、陈皮。

【剂型】本品为浅黄色至棕褐色的水丸，味微苦。

【规格】每袋重9克。

【用法用量】口服，一次9克，一日2次。

【功用主治】补脾益气，燥湿化痰。用于脾胃虚弱，食量不多，气虚痰多，腹胀便溏。

【注意事项】孕妇忌服；服药期间，忌食生冷、油腻、不易消化的食物；本药不适用于脾胃阴虚，主要表现为口干、舌红少津、大便干；小儿、年老体弱者应在医师指导下服用；如正在使用其他药品，使用本药前应咨询医师或药师。

参苓白术丸

【药物组成】人参、茯苓、麸炒白术、山药、炒白扁豆、莲子、麸炒薏苡仁、砂仁、桔梗、甘草。

【剂型】本品为黄色至黄棕色的水丸；气香，味甜。

【规格】每 100 粒重 6 克。

【用法用量】口服，一次 6 克，一日 3 次。

【功用主治】补脾胃、益肺气。用于脾胃虚弱，食少便溏，气短咳嗽，肢倦乏力。

【注意事项】泄泻兼有大便不通畅、肛门有下坠感者忌服；服本药时不宜同时服用藜芦、五灵脂、皂荚或其制剂；不宜喝茶和吃萝卜以免影响药效；不宜与感冒类药同时服用；高血压病、心脏病、肾脏病、糖尿病严重患者及孕妇应在医师指导下服用；宜饭前服用或进食同时服；如正在使用其他药品，使用本品前请咨询医师或药师。

二、脾胃虚寒证

香砂养胃丸

具体内容见本章第一节"脾胃虚寒"下的"香砂养胃丸"。

良附丸

具体内容见本章第一节"寒邪犯胃"下的"良附丸"。

三、饮食停滞证

枳实导滞丸

【药物组成】大黄、枳实、六神曲、茯苓、黄芩、黄连、白术、泽泻。

【剂型】本品为浅褐色至深褐色的水丸；气微香，味苦。

【规格】每 10 粒重 1 克。

【用法用量】口服，一次 6～9 克，一日 2 次。

【功用主治】消积导滞，清利湿热。用于饮食积滞、湿热内阻所致的脘腹胀痛、不思饮食、大便秘结、痢疾里急后重。

【注意事项】孕妇忌服；年老体弱及大便溏泄者不宜服本药；妇女患有功能失调性子宫出血，或平素月经量多者，不宜服用本药；不宜与含有人参成分的药物同时服。

四、胃阴不足证

胃安胶囊

具体内容见本章第一节"胃阴亏虚"下的"胃安胶囊"。

胃祥宁颗粒

【药物组成】女贞子。

【剂型】本品为灰褐色颗粒；味苦、微甜。

【规格】每袋装 3 克。

【用法用量】口服，一次 1 袋，一日 2 次。

【功用主治】养阴柔肝止痛，润燥通便。用于阴虚胃燥，胃脘胀痛，腹胀，嗳气，口渴，便秘；也适用于消化性溃疡、慢性胃炎见上述证候者。

【注意事项】请遵医嘱服用本药；如正在使用其他药品，使用本药前应咨询医师或药师。

五、肝气犯胃证

逍遥丸

【药物组成】柴胡、当归、白芍、炒白术、茯苓、炙甘草、薄荷。

【剂型】本品为棕褐色的小蜜丸或大蜜丸；味甜。

【规格】小蜜丸每 100 丸重 20 克；大蜜丸每丸重 9 克。

【用法用量】口服，小蜜丸一次 9 克，大蜜丸一次 1 丸，一日 2 次。

【功用主治】疏肝健脾，养血调经。用于肝气不舒，胸胁胀痛，头晕目眩，食欲减退，月经不调，乳腺增生。

【注意事项】孕妇服用时请向医师咨询；感冒时不宜服用本药；月经过多者不宜服用本药；哺乳期禁用。

四方胃胶囊

【药物组成】海螵蛸、黄连、浙贝母、炒川楝子、苦杏仁、柿霜、吴茱萸（盐水制）、沉香、醋延胡索。

【剂型】本品为硬胶囊，内容物为灰黄色至棕黄色细颗粒或粉末；气微，味苦。

【规格】每粒装 0.5 克。

【用法用量】口服，一次 3 粒，一日 2～3 次；或遵医嘱。

【功用主治】疏肝和胃，制酸止痛。用于肝胃不和所致的胃脘疼痛、呕吐吞酸、食少便溏；也适用于消化不良、胃及十二指肠溃疡见上述证候者。

【注意事项】孕妇慎用本药；服药期间，忌食生冷、油腻、不易消化食物；忌情绪激动或生闷气；服药3天后症状不减轻或加重者，应立即停药并到医院就诊；如正在使用其他药品，使用本药前应咨询医师或药师。

舒肝和胃丸

【药物组成】佛手、陈皮、炒白术、醋香附、白芍、木香、郁金、莱菔子、焦槟榔、乌药、广藿香、柴胡、炙甘草。

【剂型】本品为棕褐色的水丸或为棕褐色至棕黑色的水蜜丸、小蜜丸或大蜜丸；气特异，味甜。

【规格】水丸每袋装6克；水蜜丸每100丸重20克；小蜜丸每100丸重20克；大蜜丸每丸重6克。

【用法用量】口服，水丸一次6克，水蜜丸一次9克，小蜜丸一次12克（或60丸），大蜜丸一次2丸，一日2次。

【功用主治】舒肝解郁，和胃止痛。用于肝胃不和，两胁胀满，胃脘疼痛，食欲不振，呃逆呕吐，大便失调。

【注意事项】过敏体质者慎用；儿童、孕妇、哺乳期妇女、年老体弱者应在医师指导下服用；有高血压病、心脏病、肝病、糖尿肾病等慢性病且严重者也应在医师指导下服用；服药期间，饮食宜清淡，忌酒及辛辣、生冷、油腻食物，忌愤怒、忧郁，保持心情舒畅；服药3天症状无缓解，应前往医院就诊；如正在使用其他药品，使用本品前请咨询医师或药师。

六、肝（肺）胃郁热证

清胃黄连丸（大蜜丸）

【药物组成】黄连、石膏、桔梗、甘草、知母、玄参、地黄、牡丹皮、天花粉、连翘、栀子、黄柏、黄芩、赤芍。

【剂型】本品为棕褐色的大蜜丸；味微甜后苦。

【规格】每丸重 9 克。

【用法用量】口服，一次 1～2 丸，一日 2 次。

【功用主治】清胃泻火，解毒消肿。用于肺胃火盛所致的口舌生疮、齿龈、咽喉肿痛等。

【注意事项】孕妇慎用；体虚便溏者、年老者也应慎用。

清胃黄连丸（水丸）

【药物组成】黄连、石膏、桔梗、甘草、知母、玄参、地黄、牡丹皮、天花粉、连翘、栀子、黄柏、黄芩、赤芍。

【剂型】本品为黄色至深黄色的水丸；味微苦。

【规格】每袋装 9 克。

【用法用量】口服，一次 9 克，一日 2 次。

【功用主治】清胃泻火，解毒消肿。用于肺胃火盛所致的口舌生疮、齿龈、咽喉肿痛等。

【注意事项】孕妇慎用；体虚便溏者、年老者也应慎用。

加味左金丸

【药物组成】黄连、吴茱萸、黄芩、柴胡、木香、香附、郁金、白芍、青皮、枳壳、陈皮、延胡索、当归、甘草。

【剂型】本品为黄棕色的水丸。气香，味苦、辛。

【规格】每 100 粒重 6 克。

【用法用量】口服，空腹温开水送下，一次 6 克，一日 2 次。

【功用主治】平肝降逆，疏郁止痛。用于肝郁化火、肝胃不和引起的胸脘痞闷、急躁易怒、嗳气吞酸、胃痛少食。

【注意事项】忌怒；重度胃痛应在医师指导下服用。

七、湿困脾胃证

溃疡散胶囊

【药物组成】甘草、延胡索、黄芩、白及、海螵蛸、天仙子、薏苡仁、泽泻。

【剂型】本品为硬胶囊，内容物为棕黄色的颗粒；气香，味甜。

【规格】每粒装 0.4 克。

【用法用量】口服，一次 5 粒，一日 3 次。

【功用主治】理气和胃，制酸止痛。用于脾胃湿热，胃脘胀痛，胃酸过多；也适用于溃疡病、慢性胃炎见上述证候者。

【注意事项】孕妇禁用本药；因本品含有天仙子，故不可过量及长期服用，应严格按照用法用量服用；有高血压、心脏病、糖尿病、肝病、肾病等慢性病且严重者，应在医师指导下服用，定期到正规医院复查。

八、瘀血内阻证

金佛止痛丸

【药物组成】郁金、佛手、白芍、延胡索、三七、姜黄、甘草。

【剂型】本品为棕褐色至黑褐色的包衣浓缩水丸；味苦、甘。

【规格】每 10 粒重 1 克。

【用法用量】口服，一次 5～10 克，一日 2～3 次。

【功用主治】行气止痛，舒肝和胃，祛瘀生新。用于气血瘀滞所致的胃脘疼痛，痛经及消化性溃疡、慢性胃炎引起的疼痛。

【注意事项】忌情绪激动及生闷气；胃阴虚者不适用，其表现为唇燥口干、喜饮、大便干结；有高血压病、心脏病、肝病、肾病等慢性病且严重者应在医师指导下服用。

荜铃胃痛颗粒

【药物组成】荜澄茄、川楝子、醋延胡索、酒大黄、黄连、吴茱萸、醋香附、香橼、佛手、海螵蛸、煅瓦楞子。

【剂型】本品为棕色至棕褐色的颗粒；味苦。

【规格】每袋装 5 克。

【用法用量】开水冲服，一次 1 袋，一日 3 次。

【功用主治】行气活血，和胃止痛。用于气滞血瘀所致的胃脘痛，也适用于慢性胃炎见有上述证候者。

【注意事项】孕妇慎用本药。

第四节　便　　秘

九制大黄丸

【药物组成】大黄。

【剂型】本品为棕褐色至黑褐色的水丸；味微苦。

【规格】每袋装 6 克。

【用法用量】口服，一次 6 克，一日 1 次。

【功用主治】泻下导滞。用于胃肠积滞所致的便秘、湿热下痢、口渴不休、停食停水、胸热心烦、小便赤黄。

【注意事项】孕妇忌服。

大黄清胃丸

【药物组成】大黄、木通、槟榔、黄芩、胆南星、羌活、滑石粉、牵牛子、芒硝。

【剂型】黑褐色的大蜜丸，味苦、辛。

【规格】每丸重 9 克。

【用法用量】口服，一次 1 丸，一日 2 次。

【功用主治】清热解毒，通便。用于胃火炽盛所致的口燥舌干、头痛目眩、大便燥结。

【注意事项】孕妇忌服。

麻仁润肠丸

【药物组成】火麻仁、苦杏仁、大黄、木香、陈皮、白芍。

【剂型】本品为黄褐色的大蜜丸；气微香，味苦、微甘。

【规格】每丸重 6 克。

【用法用量】口服，一次 1～2 丸，一日 2 次。

【功用主治】润肠通便。用于肠胃积热，胸腹胀满，大便秘结。

【注意事项】孕妇忌服；有高血压病、心脏病、肝病、糖尿病、肾病等慢性病且严重者应在医师指导下服用。

麻仁滋脾丸

【药物组成】大黄、火麻仁、当归、厚朴、苦杏仁、枳实、郁李仁、白芍。

【剂型】本品为深棕色至黑褐色的大蜜丸或黑褐色的小蜜丸；气微香，味苦。

【规格】大蜜丸每丸重9克；小蜜丸每100丸重20克。

【用法用量】口服，大蜜丸一次1丸，小蜜丸一次9克（45丸），一日2次，睡前服用效果佳。

【功用主治】润肠通便，健胃消食。用于胸腹胀满，大便秘结，饮食无味，烦躁不宁。

【注意事项】孕妇忌服。

通幽润燥丸

【药物组成】麸炒枳壳、木香、姜厚朴、桃仁、红花、当归、炒苦杏仁、火麻仁、郁李仁、地黄、黄芩、槟榔、大黄、甘草等。

【剂型】本品为黑色至黑褐色的大蜜丸；气微，味苦。

【规格】每丸重6克。

【用法用量】口服，一次1～2丸，一日2次。

【功用主治】清热导滞，润肠通便。用于胃肠积热，幽门失润引起的脘腹胀满、大便不通、口苦尿黄。

【注意事项】孕妇忌服；年老体弱者慎服。

牛黄至宝丸

【药物组成】人工牛黄、连翘、生石膏、雄黄、大黄、芒硝、栀子、青蒿、木香、冰片、广藿香、陈皮。

【剂型】本品为浅棕黄色的大蜜丸；气微香，味苦、辛。

【规格】每丸重6克。

【用法用量】口服，一次1丸，一日2次。

【功用主治】清热解毒，泻火通便。用于胃肠积热所致的头痛眩晕、目赤耳鸣、口燥咽干、大便燥结。

【注意事项】孕妇忌服。

清泻丸

【药物组成】大黄、黄芩、枳实、甘草、朱砂粉。

【剂型】本品为赭红色水丸，除去包衣后显褐黄色；味苦、涩。

【规格】每袋装5.4克。

【用法用量】口服，一次1袋，一日2次。

【功用主治】清热，通便，消滞。用于肠热，积滞，便秘。

【注意事项】孕妇忌服。

麻仁丸

【药物组成】火麻仁、炒白芍、大黄、枳实、姜厚朴、苦杏仁。

【剂型】本品为黄褐色至棕褐色的水蜜丸、小蜜丸或大蜜丸；味苦。

【规格】水蜜丸每100丸重15克；小蜜丸每100丸重20克；大蜜丸每丸重9克。

【用法用量】口服，水蜜丸一次6克，小蜜丸一次9克，大蜜丸一次1丸，一日1～2次。

【功用主治】润肠通便。用于肠热津亏所致的便秘，症见大便干结难下、腹部胀满不舒；也适用于习惯性便秘见上述证候者。

【注意事项】服药期间忌酒及辛辣食物；不宜同时服用滋补性中药；有高血压病、心脏病、肝病、糖尿病、肾病等慢性病且严重者应在医师指导下服用；儿童、孕妇、哺乳期妇女、年老体弱者慎用。

木香槟榔丸

【药物组成】木香、槟榔、枳壳、陈皮、青皮、香附、醋三棱、莪术、黄连、黄柏、大黄、炒牵牛子、芒硝。

【剂型】本品为灰棕色的水丸；味苦、微咸。

【规格】每 50 粒 3 克。

【用法用量】口服，一次 3～6 克，一日 2～3 次。

【功用主治】行气导滞，泻热通便。用于湿热内停，赤白痢疾，里急后重，胃肠积滞，脘腹胀痛，大便不通。

【注意事项】孕妇禁用；虚胀及津亏大便秘结者，不宜使用本药；年老体弱者慎用。

芪黄通秘软胶囊

【药物组成】黄芪、当归、何首乌、熟大黄、肉苁蓉、黑芝麻、核桃仁、决明子、枳实、炒苦杏仁、桃仁。

【剂型】本品为软胶囊，内容物为棕褐色至黑褐色的油膏状物；气微香，味微苦，微有麻苦感。

【规格】每粒装 0.5 克。

【用法用量】口服，一次 3 粒，一日 2 次，饭后半小时服用。

【功用主治】益气养血，润肠通便。用于功能性便秘证属虚秘者。

【注意事项】孕妇慎用。

第五节 腹 泻

一、实泻

止痢宁片

【药物组成】穿心莲、苦参、木香。

【剂型】本品为棕黄色至棕褐色的片剂；气微香，味苦、涩。

【规格】每片重 0.35 克（相当于饮片 1.6 克）。

【用法用量】口服，一次 4～5 片，一日 3 次。

【功用主治】清热祛湿，行气止痛。用于肠炎、痢疾，表现为腹痛泻泄、下痢脓血、肛门灼热、里急后重者。

【注意事项】服用本药 3 天后，腹泻、呕吐、里急后重症状无好转，应尽早送医诊治；如正在使用其他药品，使用本药前应咨询医师或药师。

和胃止泻胶囊

【药物组成】铁苋菜、鱼腥草、石榴皮、石菖蒲、姜半夏、甘草。

【剂型】本品为硬胶囊，内容物为深棕色至黑色带少许白色的颗粒状粉末；气微香，味微苦。

【规格】每粒装 0.33 克。

【用法用量】口服，一次 3 粒，一日 3 次。3 天为 1 个疗程。

【功用主治】清热解毒，化湿和胃。用于胃肠湿热所致的大便稀溏或腹泻，可伴有腹痛、发热、口渴、肛门灼热、小便短赤。

【注意事项】如正在使用其他药品，使用本药前应咨询医师或药师。

二、虚泻

四神丸

【药物组成】补骨脂、肉豆蔻、五味子、吴茱萸、大枣。

【剂型】本品为浅褐色至褐色的水丸；气微香，味苦、咸而带酸、辛。

【规格】每 10 粒重 1 克。

【用法用量】口服，一次 9 克，一日 1～2 次。

【功用主治】温肾散寒，涩肠止泻。用于肾阳不足所致的溏泄，症见肠鸣腹胀、五更溏泄、食少不化、久泻不止、面黄肢冷。用于慢性结肠炎、过敏性结肠炎、肠结核之久泻或五更泄泻属于脾肾虚寒，尤以肾阳虚为著者。

【注意事项】湿热泄泻、腹痛者禁用。

开胃健脾丸

【药物组成】白术、党参、茯苓、木香、黄连、六神曲、陈皮、砂仁、山楂、麦芽、山药、肉豆蔻、甘草。

【剂型】本品为棕褐色至黑褐色的水蜜丸；味甘、微苦。

【规格】每 10 粒重 1 克。

【用法用量】口服，一次6～9克，一日2次。

【功用主治】开胃健脾。用于脾胃虚弱、中气不和所致的泄泻、痞满，症见食欲不振、嗳气吞酸、腹胀泄泻；消化不良见上述证候者。

【注意事项】孕妇忌服；不适用于口干、舌少津，或有手足心热、食欲缺乏、脘腹作胀、大便干者。

固本益肠片

【药物组成】党参、白术、炮姜、山药、黄芪、补骨脂、当归、白芍、延胡索、木香、地榆、赤石脂、儿茶、甘草。

【剂型】本品为棕色或棕黄色片；气微香，味微苦。

【规格】每片重0.6克。

【用法用量】口服，一次8片，一日3次；小儿酌减或遵医嘱。30天为1个疗程，连服2～3个疗程。

【功用主治】健脾温肾，涩肠止泻。主治脾虚或脾肾阳虚所致久泄久痢，适用于慢性腹泻、慢性结肠炎、溃疡性结肠炎等。症见慢性腹痛、腹泻、大便清稀或有黏液及黏液血便，食少腹胀，腰酸乏力，形寒肢冷，舌淡苔白，脉虚。

【注意事项】有慢性结肠炎、溃疡性结肠炎便脓血等慢性病史者，患泄泻后应在医师指导下使用；泄泻时腹部热、胀、痛者忌服。

补脾益肠丸

【药物组成】黄芪、党参、砂仁、白芍、当归、白术、肉桂、延胡索、荔枝核、炮姜、甘草、防风、木香、补骨脂、赤石脂。

【剂型】本品为胃肠分溶型水蜜丸；气香，味甘、辛、微苦。

【规格】每 10 丸重 1 克。

【用法用量】口服，一次 6 克，一日 3 次；儿童酌减；重症加量或遵医嘱。30 天为 1 个疗程，一般连服 2～3 个疗程。

【功用主治】补中益气，健脾和胃，涩肠止泻。用于脾虚泄泻症，临床表现为腹泻腹痛、腹胀、肠鸣等。

【注意事项】泄泻时腹部热、胀、痛者忌服；胃肠实热、感冒发热者慎用；有慢性结肠炎、溃疡性结肠炎便脓血等慢性病史者，患泄泻后应在医师指导下使用。

固肠止泻胶囊

【药物组成】乌梅、黄连、干姜、木香、罂粟壳、延胡索。

【剂型】本品为硬胶囊，内容物为黄褐色的粉末；味苦、微辣。

【规格】每粒装 0.67 克。

【用法用量】口服，一次 6 粒，一日 3 次。

【功用主治】调和肝脾，涩肠止痛。用于肝脾不和，泻痢腹痛；也适用于慢性非特异性溃疡性结肠炎见上述证候者。

【注意事项】儿童禁用；本药易成瘾，不宜常服；服药期间，忌食生冷、辛辣、油腻等刺激性食物。

第六节　痔、肛裂

马应龙麝香痔疮膏

【药物组成】人工麝香、人工牛黄、珍珠、炉甘石、硼砂、冰片、琥珀。

【剂型】本品为浅灰黄色或粉红色的软膏；气香，有清凉感。

【规格】每支装 10 克。

【用法用量】外用，涂擦患处。

【功用主治】清热燥湿，活血消肿，去腐生肌。用于湿热瘀阻所致的痔疮、肛裂，症见大便出血或疼痛、有下坠感；亦用于肛周湿疹。

【注意事项】孕妇禁用；儿童、哺乳期妇女、年老体弱者应在医师指导下使用；运动员慎用。

化痔栓

【药物组成】次没食子酸铋、苦参、黄柏、洋金花、冰片。

【剂型】本品为暗黄褐色的栓剂。

【规格】每粒重 1.7 克。

【用法用量】外用，肛门用药。将药栓单个撕开，再从塑料片分离处撕开取出药栓，患者取侧卧位，置入肛门 2～2.5 厘米深处，一次 1 粒，一日 1～2 次。

【功用主治】消热燥湿，收涩止血。用于大肠湿热所致内痔、外痔、混合痔。

【注意事项】儿童、孕妇及哺乳期妇女禁用。

地榆槐角丸

【药物组成】地榆炭、槐花、槐角、大黄、黄芩、地黄、当归、赤芍、红花、防风、荆芥穗、枳壳。

【剂型】本品为黑色的大蜜丸或水蜜丸；气微，味苦、涩。

【规格】大蜜丸每丸 9 克；水蜜丸每 100 丸重 10 克。

【用法用量】口服，大蜜丸一次 1 丸，水蜜丸一次 5 克，一日 2 次。

【功用主治】疏风润燥，凉血泻热。用于痔疮便血，发炎肿痛。

【注意事项】孕妇忌服；3 岁以下儿童慎用；失血过多、身体虚弱者禁用。

痔康片

【药物组成】豨莶草、金银花、槐花、地榆炭、黄芩、大黄。

【剂型】本品为薄膜衣片，除去包衣后显棕色至棕褐色；味苦、涩。

【规格】每片重 0.3 克。

【用法用量】口服，一次 3 片，一日 3 次。7 天为 1 个疗程。或遵医嘱。

【功用主治】清热泻火，凉血止血，消肿止痛，润肠通便。用于一、二期内痔属风热及湿热下注所致的便血、肛门肿痛、下坠感。

【注意事项】孕妇禁服；部分患者服药后可有轻度腹泻，减少服药量后可缓解；本品不宜用于门静脉高压；习惯性便秘导致的内痔需配合原发病治疗。

痔疮胶囊

【药物组成】大黄、蒺藜、功劳木、白芷、冰片、猪胆粉。

【剂型】本品为硬胶囊，内容物为棕色至棕褐色颗粒和粉末；气芳香，味苦、凉。

【规格】每粒装 0.38 克；或每粒装 0.4 克。

【用法用量】口服，一次 4～5 粒，一日 3 次。

【功用主治】清热解毒，凉血止痛，祛风消肿。用于各种痔疮，肛裂，大便秘结。

【注意事项】孕妇禁用；经期及哺乳期妇女也应慎用；儿童、年老体弱者以及高血压、心脏病、肝病、糖尿病、肾病等慢性病且严重者均应在医师指导下服用；服药期间，忌烟酒，忌食辛辣、油腻及刺激性食物；不宜同时服用温热性药物；脾虚大便溏者慎用；内痔出血过多或原因不明的便血应去医院就诊；如正在服用其他药品，使用本药前应咨询医师或药师。

第七节 肝炎、肝硬化

柴胡舒肝丸

【药物组成】茯苓、醋香附、柴胡、紫苏梗、炒槟榔、姜半夏、麸炒枳壳、酒白芍、甘草、陈皮、桔梗、姜厚朴、炒山楂、防风、六神曲、黄芩、薄荷、醋三棱、酒大黄、青皮、当归、乌药、醋莪术、豆蔻、木香。

【剂型】本品为黑褐色的小蜜丸或大蜜丸；味甜而苦。

【规格】小蜜丸每 100 丸重 20 克；大蜜丸每丸重 10 克。

【用法用量】口服，小蜜丸一次 10 克，大蜜丸一次 1 丸，一日 2 次。

【功用主治】舒肝理气，消胀止痛。用于更年期肝气不舒，胸胁痞闷，食滞不清，呕吐酸水。

【注意事项】服药期间忌生冷及油腻难消化的食物；忌生气、

恼怒；有高血压病、心脏病、肝病、糖尿病、肾病等慢性病且严重者应在医师指导下服用。

双虎清肝颗粒

【药物组成】金银花、虎杖、黄连、瓜蒌、白花蛇舌草、蒲公英、丹参、野菊花、紫花地丁、法半夏、麸炒枳实、甘草。

【剂型】本品为棕褐色的颗粒；气香，味微苦。

【规格】每袋装12克。

【用法用量】开水冲服，一次1～2袋，一日2次；或遵医嘱。

【功用主治】清热利湿，化痰宽中，理气活血。用于湿热内蕴所致的胃脘痞闷、口干不欲饮、恶心厌油、食少纳差、胁肋隐痛、腹部胀满、大便黏滞不爽或臭秽，或身目发黄，舌质暗、边红，舌苔厚腻或腻，脉弦滑或弦数者；也适用于慢性乙型肝炎见上述证候者。

【注意事项】脾虚便溏者慎用；服药期间忌烟酒及辛辣、油腻食物。

第八节　胆　　胀

利胆排石颗粒

【药物组成】金钱草、茵陈、黄芩、木香、郁金、大黄、槟榔、枳实、芒硝、厚朴。

【剂型】本品为棕褐色的颗粒；味苦、咸。

【规格】每袋重3克。

【用法用量】口服。排石：一次2袋，一日2次。炎症：一次1袋，一日2次。

【功用主治】清热利湿，利胆排石。用于湿热蕴毒、腑气不通所致的胁痛、胆胀，症见胁肋胀痛、发热、尿黄、大便不通；胆囊炎、胆石症见上述证候者。

【注意事项】体弱、肝功能不良者慎用；孕妇禁用。

☙ 胆宁片 ❧

【药物组成】大黄、虎杖、青皮、陈皮、郁金、山楂、白茅根。

【剂型】本品为薄膜衣片，去除包衣后显棕褐色；味甘、苦。

【规格】每片重0.36克。

【用法用量】口服，一次5片，一日3次，饭后服用。

【功用主治】疏肝利胆，清热通下。用于肝郁气滞，湿热未清所致右上腹隐隐作痛、食入作胀、胃纳不香、嗳气、便秘；慢性胆囊炎见上述证候者。

【注意事项】孕妇慎用；服用本品后，如每日排便增至3次以上者，应酌情减量服用。

☙ 消炎利胆片 ❧

【药物组成】穿心莲、溪黄草、苦木。

【剂型】本品为糖衣片或薄膜衣片，除去包衣后显灰绿色至褐绿色；味苦。

【规格】薄膜衣小片重0.26克，相当于饮片2.6克；薄膜衣大片重 0.52 克，相当于饮片 5.2 克；糖衣片片心重 0.25 克，相当于饮片 2.6 克。

【用法用量】口服，一次 6 片（薄膜衣小片、糖衣片）或 3 片（薄膜衣大片），一日 3 次。

【功用主治】清热，祛湿，利胆。用于肝胆湿热所致的胁痛、口苦；也适用于急性胆囊炎、胆管炎见上述证候者。

【注意事项】服药期间，忌烟、酒及油腻、厚味食物；过敏体质者慎用；本品药性苦寒，脾胃虚寒者（表现为畏寒喜暖、口淡不渴或喜热饮等）慎用；本品所含苦木有一定毒性，不宜过量、久服；慢性肝炎、肝硬化以及肝癌患者慎用，不可久服，以免加重肝脏病变；糖尿病、高血压病、心脏病、肾脏病等严重慢性病患者应在医师指导下服用。

第三章

呼吸系统疾病的中成药速查

第一节 感 冒

一、风寒感冒

柴连口服液

【药物组成】麻黄、柴胡、广藿香、肉桂、连翘、桔梗。

【剂型】本品为红棕色的液体；气清香，味甜而微苦。

【规格】每支装 10 毫升。

【用法用量】饭后半小时口服，一次 10 毫升，一日 3 次。

【功用主治】解表宣肺，化湿和中。用于风寒感冒、风寒感冒夹湿证者，症见恶寒、发热、头痛、鼻塞、咳嗽、咽干，或兼脘闷、恶心等。

【注意事项】有高血压病、心脏病患者慎服；有肝病、糖尿病、肾病等慢性病且严重者或正在接受其他治疗的患者，均应在医师指导下服用；孕妇慎用；运动员慎用。

感冒清热颗粒

【药物组成】荆芥穗、薄荷、防风、柴胡、紫苏叶、葛根、桔梗、苦杏仁、白芷、苦地丁、芦根。

【剂型】本品为棕黄色的颗粒，味甜、微苦；或为棕褐色的颗粒，味微苦。

【规格】每袋装 12 克。

【用法用量】开水冲服，一次 1 袋，一日 2 次。

【功用主治】疏风散寒，解表清热。用于风寒感冒，头痛发热，恶寒身痛，鼻流清涕，咳嗽咽干。

【注意事项】风热感冒者不适用；有高血压病、心脏病、肝病、糖尿病、肾病等慢性病且严重者及孕妇或正在接受其他治疗的患者，均应在医师指导下服用。

九味羌活丸

【药物组成】羌活、防风、苍术、川芎、白芷、黄芩、甘草、地黄、细辛。

【剂型】本品为棕褐色的水丸；气香，味辛、微苦。

【规格】每袋装 9 克。

【用法用量】姜葱汤或温开水送服，一次 6～9 克，一日 2～3 次。

【功用主治】疏风解表，散寒除湿。用于外感风寒挟湿所致的感冒，症见恶寒、发热、无汗、头重而痛、肢体酸痛。

【注意事项】肾脏病患者、孕妇、新生儿禁用。

通宣理肺丸

【药物组成】紫苏叶、前胡、桔梗、麻黄、陈皮、茯苓、枳壳、黄芩、苦杏仁、甘草、半夏。

【剂型】本品为黑棕色至黑褐色的水蜜丸或大蜜丸；味微甜、略苦。

【规格】水蜜丸每 100 丸重 10 克；大蜜丸每丸重 6 克。

【用法用量】口服，水蜜丸一次 7 克，大蜜丸一次 2 丸，一日 2～3 次。

【功用主治】解表散寒，宣肺止嗽。用于风寒束表、肺气不宣所致的感冒咳嗽，症见发热、恶寒、咳嗽、鼻塞流涕、头痛、无汗、肢体酸痛。

【注意事项】服药期间忌烟、酒及辛辣、生冷、油腻食物；不宜同时服用滋补性中药；本药不适用于风热感冒或痰热咳嗽、阴虚干咳者；高血压病、心脏病患者及儿童、孕妇、哺乳期妇女、年老体弱者慎用。

正气片

【药物组成】广藿香油、紫苏叶油、木香、苍术、甘草、茯苓、陈皮、制半夏、姜厚朴、生姜。

【剂型】本品为黄褐色的片；气芳香，味苦。

【规格】每片重 0.5 克。

【用法用量】口服，一次 4 片，一日 3 次。

【功用主治】发散风寒，化湿和中。用于伤风感冒，头痛胸闷，吐泻腹胀。

【注意事项】服药期间忌烟、酒及辛辣、生冷、油腻食物；不宜在服药期间同时服用滋补性中成药；小儿、孕妇、年老体弱者及高血压病、心脏病、肝病、糖尿病、肾病等慢性病且严重者应在医师指导下服用；服药 3 天后症状无改善，或症状加重，或出现新的严重症状如胸闷、心悸等应立即停药，并去医院就诊；如正在使用其他药品，使用本药前应咨询医师或药师。

二、风热感冒

双黄连口服液

【药物组成】金银花、黄芩、连翘。

【剂型】本品为棕红色的澄清液体；味甜、微苦。

【规格】每支装 10 毫升。

【用法用量】口服，一次 2 支，一日 3 次。

【功用主治】疏风解表，清热解毒。用于外感风热所致的感冒，症见发热、咳嗽、咽痛。

【注意事项】风寒感冒者不适用；有高血压病、心脏病、肝病、糖尿病、肾病等慢性病且严重者及孕妇或正在接受其他治疗的患者，均应在医生指导下服用。

桑菊感冒片

【药物组成】桑叶、菊花、连翘、薄荷素油、苦杏仁、桔梗、甘草、芦根。

【剂型】本品为淡棕色至棕褐色的片；气微香，味微苦。

【规格】每片重 0.62 克。

【用法用量】口服，一次 4～8 片，一日 2～3 次。

【功用主治】疏风清热，宣肺止咳。用于风热感冒初起，头痛，咳嗽，口干，咽痛。

【注意事项】风寒感冒者不适用；有高血压病、心脏病、肝病、糖尿病、肾病等慢性病且严重者应在医师指导下服用。

羚羊感冒片

【药物组成】羚羊角、牛蒡子、淡豆豉、金银花、荆芥、连翘、淡竹叶、桔梗、薄荷素油、甘草。

【剂型】本品为薄膜衣片，除去包衣后，显黄棕色至棕褐色；气香，味甜。

【规格】每片重 0.32 克或 0.36 克。

【用法用量】口服，一次 4～6 片，一日 2 次。

【功用主治】清热解表。用于流行性感冒，症见发热恶风、头痛头晕、咳嗽、胸闷、咽喉肿痛。

【注意事项】风寒感冒者不适用；有高血压、心脏病、肝病、糖尿病、肾病等慢性病且严重者应在医师指导下服用。

柴银口服液

【药物组成】柴胡、金银花、黄芩、葛根、荆芥、青蒿、连翘、桔梗、苦杏仁、薄荷、鱼腥草。

【剂型】本品为红棕色的澄清液体；气香，味甜、微苦。

【规格】每瓶装 20 毫升。

【用法用量】口服，一次 1 瓶，一日 3 次，连服 3 天。

【功用主治】清热解毒，利咽止渴。用于上呼吸道感染外感风热证，症见发热恶风、头痛、咽痛、汗出、鼻塞流涕、咳嗽、舌边尖红、苔薄黄等。

【注意事项】脾胃虚寒者宜温服。

银翘解毒丸（浓缩蜜丸）

【药物组成】金银花、连翘、薄荷、牛蒡子、桔梗、淡豆豉、甘草、荆芥、淡竹叶。

【剂型】本品为棕褐色的浓缩蜜丸；气芳香，味微甜而苦、辛。

【规格】每丸重 3 克。

【用法用量】口服，用芦根汤或温开水送服，一次 1 丸，一日 2～3 次。

【功用主治】疏风解表，清热解毒。用于风热感冒，症见发热头痛、咳嗽口干、咽喉疼痛。

【注意事项】服药期间忌烟酒及辛辣、生冷、油腻食物；不宜同时服用滋补性中药；本药不适用于恶寒重、发热轻、无汗、鼻塞、流清涕、口不渴、咳吐稀白痰之风寒感冒者；有高血压病、心脏病、肝病、糖尿病、肾病等慢性病且严重者及孕妇需在医师指导下服用。

桑姜感冒片

【药物组成】桑叶、紫苏叶、连翘、苦杏仁、菊花、干姜。

【剂型】本品为糖衣片或薄膜衣片，除去包衣后显褐色；味微苦。

【规格】糖衣片片心重 0.25 克；薄膜衣片每片重 0.5 克。

【用法用量】口服，一次 3～4 片（糖衣片）或 1～2 片（薄膜衣片），一日 3 次。

【功用主治】散风清热，宣肺止咳。用于外感风热、痰浊阻肺所致的感冒，症见发热头痛、咽喉肿痛、咳嗽痰白。

【注意事项】服药期间忌烟、酒及辛辣、生冷、油腻食物；不宜同时服用滋补性中药；有高血压病、心脏病、肝病、肾病等慢性病且严重者及儿童、孕妇、年老体弱者应在医师指导下服用。

柴胡滴丸

【药物组成】柴胡。

【剂型】本品为棕色至棕黑色的滴丸，或为薄膜衣滴丸，除去包衣后显棕色至棕黑色；气特异，味微苦。

【规格】滴丸每袋装 0.525 克；薄膜衣滴丸每袋装 0.551 克。

【用法用量】含服，一次 1 袋，一日 3 次。

【功用主治】解表退热。用于外感发热，症见身热面赤、头痛身楚、口干而渴。

【注意事项】服药期间忌烟、酒及辛辣、生冷、油腻食物；不宜在服药期间同时服用滋补性中药；儿童、孕妇、哺乳期妇女、年老体弱者以及患有高血压病、心脏病、肝病、糖尿病、肾病等慢性病且病情严重者应在医师指导下服用；如正在使用其他药品，使用本药前应咨询医师或药师。

凉解感冒合剂

【药物组成】大青叶、牛蒡子、紫荆皮、荆芥、马勃、薄荷、桔梗。

【剂型】本品为深褐色的液体，久置有少量摇之易散的沉淀；气微香，味微苦、凉。

【规格】每支装 10 毫升。

【用法用量】口服，一次 10 毫升，一日 2 次。

【功用主治】辛凉解表，疏风清热。用于风热感冒引起的发热、恶风、头痛、鼻塞流涕、咳嗽、咽喉肿痛。

【注意事项】风寒表证忌用；服药期间，忌食辛辣、油腻食物；不宜在服药期间同时服用滋补性中药；儿童、孕妇、年老体弱者以及患有高血压病、心脏病、肝病、糖尿病、肾病等慢性病且病情严重者应在医师指导下服用；如正在使用其他药品，使用本药前应咨询医师或药师。

苦甘颗粒

【药物组成】麻黄、薄荷、蝉蜕、金银花、黄芩、苦杏仁、桔梗、浙贝母、甘草。

【剂型】本品为深褐色的颗粒；味甜、微苦。

【规格】每袋装 4 克；或每袋装 4 克（甜味型）。

【用法用量】开水冲服。一次 8 克，一日 3 次；小儿酌减或遵医嘱。

【功用主治】疏风清热，宣肺化痰，止咳平喘。用于风热感冒及风温肺热引起的恶风、发热、头痛、咽痛、咳嗽、咳痰、气喘；也适用于上呼吸道感染、流行性感冒、急性气管-支气管炎见上述证候者。

【注意事项】孕妇、糖尿病患者禁服本药；高血压病、心脏病患者也应慎服；儿童、年老体弱者及肝病、肾病等慢性病且严重者应在医师指导下服用；服药期间，忌烟、酒及辛辣、生冷、油腻食物；不宜在服药期间同时服用滋补性中药；服药 3 天症状无缓解，应去医院就诊；如正在使用其他药品，使用本药前应咨询医师或药师。

疏风解毒胶囊

【药物组成】虎杖、连翘、板蓝根、柴胡、败酱草、马鞭草、芦根、甘草。

【剂型】本品为硬胶囊，内容物为深棕色至棕褐色的颗粒或粉末；气香，味苦。

【规格】每粒装 0.52 克（相当于饮片 2.7 克）。

【用法用量】口服，一次 4 粒，一日 3 次。

【功用主治】疏风清热，解毒利咽。用于急性上呼吸道感染属风热证，症见发热、恶风、咽痛、头痛、鼻塞、流浊涕、咳嗽。

【注意事项】服药后偶见恶心；过敏体质及对本品过敏者禁用；如正在使用其他药品，使用本药前应咨询医师或药师。

三、暑（湿）热感冒

六合定中丸

【药物组成】广藿香、紫苏叶、香薷、木香、檀香、姜厚朴、枳壳（炒）、陈皮、桔梗、甘草、茯苓、木瓜、炒白扁豆、炒山楂、六神曲（炒）、炒麦芽、炒稻芽。

【剂型】本品为黄褐色的水丸；气微香，味微酸、苦。

【规格】每袋装 6 克。

【用法用量】口服，一次 3～6 克，一日 2～3 次。

【功用主治】祛暑除湿，和中消食。用于夏伤暑湿，宿食停滞，寒热头痛，胸闷恶心，吐泻腹痛。

【注意事项】服药期间，饮食宜清淡，忌酒及辛辣、生冷、油腻食物；不宜在服药期间同时服用滋补性中药；儿童、孕妇、哺乳期妇女、年老体弱者，以及有高血压病、心脏病、肝病、糖尿病、肾病等慢性病且严重者应在医师指导下服用；吐泻严重者或服药 3 天症状无缓解者，应及时去医院就诊；如正在使用其他药品，使用本药前请咨询医师或药师。

四正丸

【药物组成】广藿香、香薷、紫苏叶、白芷、檀香、木瓜、法半夏、厚朴、大腹皮、陈皮、白术、桔梗、茯苓、槟榔、枳壳、山楂、六神曲、麦芽、白扁豆、甘草。

【剂型】本品为棕褐色的大蜜丸；气香，味甜、微苦。

【规格】每丸重 6 克。

【用法用量】姜汤或温开水送服，一次 2 丸，一日 2 次。

【功用主治】祛暑解表，化湿止泻。用于内伤湿滞，外感风寒，头晕身重，恶寒发热，恶心呕吐，饮食无味，腹胀泄泻。

【注意事项】有高血压病、心脏病、肝病、糖尿病、肾病等慢性病且严重者及孕妇或正在接受其他治疗的患者，均应在医师指导下服用；连续服用应向医师咨询。

清热银花糖浆

【药物组成】金银花、菊花、白茅根、通草、大枣、甘草、绿茶叶。

【剂型】本品为棕色的黏稠液体；味甜、微苦。

【规格】每支装 10 毫升。

【用法用量】口服，一次 20 毫升，一日 3 次。

【功用主治】清热解毒，通利小便。用于外感暑湿所致的头痛如裹，目赤口渴、小便不利。

【注意事项】有高血压病、心脏病、肝病、肾病等慢性病且严重者应在医师指导下服用；糖尿病患者慎用。

藿香正气水

【药物组成】广藿香、苍术、陈皮、厚朴、白芷、茯苓、大腹皮、半夏、甘草、紫苏叶等。

【剂型】本品为深棕色的澄清液体，久储略有混浊；味辛、苦。

【规格】每支装 10 毫升。

【用法用量】口服，一次 5～10 毫升，一日 2 次，用时摇匀。

【功用主治】解表化湿，理气和中。用于外感风寒、内伤湿滞或夏伤暑湿所致的感冒，症见头痛昏重、胸膈痞闷、脘腹胀痛、呕吐泄泻；胃肠型感冒见上述证候者。

【注意事项】有高血压病、心脏病、肝病、糖尿病、肾病等慢性病且严重者及孕妇或正在接受其他治疗的患者，均应在医师指导下服用；服药后不得驾驶机、车、船，不得从事高空作业、机械作业及操作精密仪器。

暑湿感冒颗粒

【药物组成】广藿香、佩兰、香薷、紫苏叶、防风、白芷、苦杏仁、生半夏、茯苓、陈皮、大腹皮。

【剂型】本品为浅棕黄色至棕黄色的颗粒；味苦。

【规格】每袋重 8 克。

【用法用量】口服，一次 1 袋，一日 3 次；小儿酌减。

【功用主治】清暑祛湿，芳香化浊。用于暑湿感冒，症见胸闷呕吐、腹泻便溏、发热、汗出不畅。

【注意事项】饮食宜清淡，忌食辛辣。

四、其他

小柴胡颗粒

【药物组成】柴胡、黄芩、姜半夏、党参、生姜、甘草、大枣。

【剂型】本品为黄色至棕褐色的颗粒；味甜。或为棕黄色的颗粒；味淡、微辛。

【规格】每袋装 10 克；每袋装 4 克（无蔗糖）；每袋装 2.5 克（无蔗糖）。

【用法用量】开水冲服，一次 1～2 袋，一日 3 次。

【功用主治】解表散热，疏肝和胃。用于外感病，邪犯少阳证，症见寒热往来、胸胁苦满、食欲不振、心烦喜呕、口苦咽干。

【注意事项】风寒表证者不宜使用；服药期间，忌烟、酒及辛辣、生冷、油腻食物，不宜同时服用滋补性中药；儿童、孕妇、哺乳期妇女、年老体弱者、糖尿病患者，以及有高血压病、心脏病、肝病、肾病等慢性病且严重者应在医师指导下服用；发热体温超过 38.5℃ 的患者或服药 3 天症状无缓解者，应去医院就诊；如正在使用其他药品，使用本药前请咨询医师或药师。

防风通圣丸

【药物组成】防风、荆芥穗、薄荷、麻黄、大黄、芒硝、栀子、滑石、桔梗、石膏、川芎、当归、白芍、黄芩、连翘、甘草、白术。

【剂型】本品为包衣或不包衣的水丸，丸芯颜色为浅棕色至黑褐色；味甘、咸、微苦。

【规格】每 20 丸重 1 克。

【用法用量】口服，一次 6 克，一日 2 次。

【功用主治】解表通里，清热解毒。用于外寒内热，表里俱实，恶寒壮热，头痛咽干，小便短赤，大便秘结，瘰疬初起，风疹湿疮。

【注意事项】孕妇慎用；服药期间忌食油腻、鱼、虾、海鲜类食物；本品不宜久服；因服用或注射某种药物后出现荨麻疹等相似的皮肤症状者属于药物过敏，应立即去医院就诊。

少阳感冒颗粒

【药物组成】柴胡、黄芩、人参、甘草、半夏、干姜、大枣、青蒿。

【剂型】本品为棕黄色至棕褐色的颗粒；气芳香，味甘、微苦。

【规格】每袋重8克。

【用法用量】口服，一次1袋，一日2次；小儿酌减。

【功用主治】解表散热，和解少阳。用于寒热往来，口苦咽干，头晕目眩，不思饮食，心烦恶心。

【注意事项】风寒感冒者不适用；糖尿病患者及有高血压病、心脏病、肝病、肾病等慢性病且严重者应在医师指导下服用；儿童、孕妇、哺乳期妇女、年老体弱者应在医师指导下服用。

第二节　咳　　嗽

一、风寒咳嗽

蛇胆陈皮散

【药物组成】蛇胆汁、陈皮。

【剂型】本品为黄棕色至红棕色的粉末；气微香，味甘、辛、微苦。

【规格】每瓶装 0.3 克或 0.6 克。

【用法用量】口服，一次 0.3～0.6 克，一日 2～3 次。

【功用主治】顺气化痰，祛风健胃。用于风寒咳嗽，痰多呕逆。

【注意事项】支气管扩张、肺脓肿、肺源性心脏病、肺结核患者应在医师指导下服用。

风寒咳嗽丸

【药物组成】麻黄、紫苏叶、苦杏仁、法半夏、陈皮、桑白皮、青皮、五味子、炙甘草、生姜。

【剂型】本品为黄棕色至棕褐色的水丸；味微苦。

【规格】每袋装 6 克。

【用法用量】口服，一次 6～9 克，一日 2 次。

【功用主治】温肺散寒，祛痰止咳。用于外感风寒，头痛鼻塞，咳嗽痰多，胸闷气喘。

【注意事项】阴虚干咳者慎服。

复方川贝精片

【药物组成】川贝母、陈皮、桔梗、五味子、甘草浸膏、法半夏、远志。

【剂型】本品为糖衣片，除去糖衣后显棕褐色；味苦、微辛。

【规格】每片重 0.3 克。

【用法用量】口服，一次 3～6 片，一日 3 次；小儿酌减。

【功用主治】宣肺化痰，止咳平喘。用于风寒咳嗽、痰喘引起的咳嗽气喘、胸闷、痰多；也适用于急、慢性支气管炎见上述证候者。

【注意事项】高血压病、心脏病患者及孕妇慎服。

杏苏止咳颗粒

【药物组成】苦杏仁、陈皮、紫苏叶、桔梗、前胡、甘草。

【剂型】本品为淡黄棕色至黄棕色的颗粒；气芳香，味甜、微苦。

【规格】每袋装 12 克。

【用法用量】开水冲服，一次 12 克，一日 3 次；小儿酌减。

【功用主治】宣肺气，散风寒，镇咳祛痰。用于风寒感冒，咳嗽气逆。

【注意事项】本品适用于风寒感冒咳嗽，风热感冒不宜服用；支气管扩张、肺脓肿、肺源性心脏病、肺结核、糖尿病患者应在医师指导下服用；长期服用应向医师或药师咨询。

通宣理肺片

【药物组成】紫苏叶、前胡、桔梗、麻黄、陈皮、茯苓、黄芩、麸炒枳壳、苦杏仁、甘草、半夏。

【剂型】本品为糖衣片或薄膜衣片，除去包衣后显灰棕色至棕褐色；气香，味微苦。

【规格】薄膜衣片每片重 0.3 克；糖衣片片心重 0.29 克。

【用法用量】口服，一次 4 片，一日 2～3 次。

【功用主治】解表散寒，宣肺止嗽。用于风寒束表、肺气不宣所致的感冒咳嗽，症见发热、恶寒、咳嗽、鼻塞流涕、头痛、无汗、肢体酸痛。

【注意事项】孕妇禁用；服药期间忌烟、酒及辛辣、生冷、油腻食物；不宜同时服用滋补性中药；本药不适用于发热明显、微恶风、有汗、口渴、鼻流浊涕、咽喉肿痛、咳吐黄痰之风热感冒者；高血压病、心脏病患者慎用；儿童、年老体弱者应在医师指导下服用。

小青龙合剂

【药物组成】麻黄、桂枝、白芍、干姜、炙甘草、法半夏、五味子、细辛。

【剂型】本品为棕褐色至棕黑色的液体；气微香，味甜、微辛。

【规格】每支装 10 毫升；每瓶装 100 毫升；每瓶装 120 毫升。

【用法用量】口服，一次 10～20 毫升，一日 3 次。用时摇匀。

【功用主治】解表化饮，止咳平喘。用于风寒水饮，恶寒发热，无汗，喘咳痰稀。

【注意事项】服药期间忌烟、酒及辛辣、生冷、油腻食物；不宜同时服用滋补性中药；本药不适用于内热咳喘及虚喘者；高血压病、心脏病患者慎用；有肝病、糖尿病、肾病等慢性病且严重者及儿童、孕妇、哺乳期妇女、年老体弱者应在医师指导下服用。

桂龙咳喘宁胶囊

【药物组成】桂枝、龙骨、白芍、生姜、大枣、炙甘草、牡蛎、黄连、法半夏、瓜蒌皮、炒苦杏仁。

【剂型】本品为硬胶囊，内容物为浅棕色的粉末；气芳香，味微苦而甜。

【规格】每粒装 0.5 克（相当于饮片 1.67 克）。

【用法用量】口服，一次 3 粒，一日 3 次。

【功用主治】止咳化痰，降气平喘。用于外感风寒、痰湿阻肺引起的咳嗽、气喘、痰涎壅盛；也适用于急、慢性支气管炎见上述证候者。

【注意事项】服药期间忌烟、酒、猪肉及生冷食物；不宜同时服用滋补性中药；有高血压病、心脏病、肝病、糖尿病、肾病等慢性病且严重者及儿童、孕妇、哺乳期妇女、年老体弱者应在医师指导下服用。

苏黄止咳胶囊

【药物组成】麻黄、紫苏叶、地龙、蜜枇杷叶、炒紫苏子、蝉蜕、前胡、炒牛蒡子、五味子。

【剂型】本品为硬胶囊，内容物为棕褐色的颗粒；气微香，味微苦。

【规格】每粒装 0.45 克。

【用法用量】口服，一次 3 粒，一日 3 次。7～14 天为 1 个疗程。

【功用主治】疏风宣肺，止咳利咽。用于风邪犯肺、肺气失宣所致的咳嗽、咽痒、痒时咳嗽或呛咳阵作、气急，遇冷空气、异味等因素突发或加重，或夜卧晨起咳剧，多呈反复发作，干咳无痰或少痰，舌苔薄白；也适用于感冒后咳嗽及咳嗽变异型哮喘见上述证候者。

【注意事项】运动员慎用；高血压病、心脏病患者也应慎用。

杏苏止咳口服液

【药物组成】苦杏仁、紫苏叶、前胡、桔梗、陈皮、甘草。

【剂型】本品为棕红色的液体，久置有少量沉淀；气芳香，味甜、微辛。

【规格】每支装 10 毫升。

【用法用量】温开水送服，一次 10 毫升，一日 3 次。

【功用主治】宣肺散寒，止咳祛痰。用于风寒感冒咳嗽，气逆。

【注意事项】个别患者服药后出现恶心；服药期间忌食辛辣、油腻食物；支气管扩张、肺脓肿、肺源性心脏病、肺结核、糖尿病患者应在医师指导下服用；服用 1 周病症无改善，应停止服用，去医院就诊；服药期间，若患者出现高热，体温超过 38℃，或出现喘促气急者，或咳嗽加重，痰量明显增多，痰由白变黄者也应到医院就诊；如正在使用其他药品，使用本药前应咨询医师或药师。

镇咳宁口服液

【药物组成】甘草流浸膏、桔梗、盐酸麻黄碱、桑白皮。

【剂型】本品为棕红色的液体；气芳香，味甜。

【规格】每支装 10 毫升。

【用法用量】口服，一次 10 毫升，一日 3 次。

【功用主治】止咳，平喘，祛痰。用于风寒束肺所致的咳嗽、气喘、咳痰；也适用于支气管炎、支气管哮喘见上述证候者。

【注意事项】在医生指导下用药；冠心病、心绞痛、甲状腺功能亢进症患者及运动员慎用。

镇咳宁颗粒

【药物组成】甘草流浸膏、桔梗、盐酸麻黄碱、桑白皮。

【剂型】本品为黄棕色的颗粒；味甜。

【规格】每袋装 2 克。

【用法用量】口服，一次 2～4 克，一日 3 次。

【功用主治】止咳，平喘，祛痰。用于风寒束肺所致的咳嗽、气喘、咳痰；也适用于支气管炎、支气管哮喘见上述证候者。

【注意事项】在医生指导下用药；冠心病、心绞痛、甲状腺功能亢进症患者及运动员慎用。

二、风热咳嗽

川贝枇杷糖浆

【药物组成】川贝母、桔梗、枇杷叶、薄荷脑。

【剂型】本品为棕红色的黏稠液体；气香，味甜、微苦、凉。

【规格】每瓶装 100 毫升。

【用法用量】口服，一次 10 毫升，一日 3 次。

【功用主治】清热宣肺，化痰止咳。用于风热犯肺，内郁化火所致的咳嗽痰黄或吐痰不爽、咽喉肿痛、胸闷胀痛；感冒咳嗽及慢性支气管炎见上述证候者。

【注意事项】风寒感冒者不适用；支气管扩张、肺脓肿、肺源性心脏病、肺结核患者出现咳嗽时应去医院就诊；有高血压病、心脏病、糖尿病、肝病、肾病等慢性病且严重者应在医师指导下服用。

三、燥热咳嗽

二母宁嗽丸

【药物组成】川贝母、知母、石膏、栀子、黄芩、桑白皮、瓜蒌子、茯苓、陈皮、枳实、五味子、甘草。

【剂型】本品为棕褐色的水蜜丸或大蜜丸；气微香，味甜、微苦。

【规格】水蜜丸每 100 丸重 10 克；大蜜丸每丸重 9 克。

【用法用量】口服，水蜜丸一次 6 克，大蜜丸一次 1 丸，一日 2 次。

【功用主治】清肺润燥，化痰止咳。用于燥热蕴肺所致的咳嗽、痰黄而黏不易咳出、胸闷气促、久咳不止、声哑喉痛。

【注意事项】外感风寒，痰涎壅盛者禁用；有支气管扩张、肺脓肿、肺结核、肺源性心脏病的患者及孕妇，应在医师指导下服用。

川贝雪梨膏

【药物组成】梨清膏、川贝母、麦冬、百合、款冬花。

【剂型】本品为棕黄色黏稠半流体；味甜。

【规格】每瓶装 150 克。

【用法用量】口服，一次 15 克，一日 2 次。

【功用主治】润肺止咳，生津利咽。用于阴虚肺热，咳嗽，喘促，口燥咽干。

【注意事项】忌辛辣食物。

枇杷叶膏

【药物组成】枇杷叶。

【剂型】本品为黑褐色稠厚的半流体；味甜、微涩。

【规格】每瓶装 50 克；每瓶装 100 克；每瓶装 125 克；每瓶装 180 克；每瓶装 240 克；每瓶装 250 克。

【用法用量】口服，一次 9～15 克，一日 2 次。

【功用主治】清肺润燥，止咳化痰。用于肺热燥咳，痰少咽干。

【注意事项】服药期间忌烟、酒及辛辣、生冷、油腻食物；本药不适用于风寒咳嗽者；有糖尿病、高血压病、心脏病、肝病、肾病等慢性病且严重者及儿童、孕妇、哺乳期妇女、年老体弱者应在医师指导下服用；对本品过敏者禁用；过敏体质者慎用。

四、痰热咳嗽

止咳橘红丸

【药物组成】化橘红、陈皮、法半夏、茯苓、甘草、紫苏子、苦杏仁、紫菀、款冬花、麦冬、瓜蒌皮、知母、桔梗、地黄、石膏。

【剂型】本品为黄褐色至深棕褐色的水蜜丸或大蜜丸；味微甘、苦。

【规格】水蜜丸每 10 粒重 1 克；大蜜丸每丸重 6 克。

【用法用量】口服，水蜜丸一次 9 克，大蜜丸一次 2 丸，一日 2 次。

【功用主治】清肺润燥，止嗽化痰。肺热燥咳，痰多气促，口苦咽干。

【注意事项】尚不明确。

蛇胆川贝散

【药物组成】蛇胆汁、川贝母。

【剂型】本品为浅黄色至浅棕黄色粉末；味甘、微苦。

【规格】每瓶装 0.3 克或 0.6 克。

【用法用量】口服，一次 0.3～0.6 克，一日 2～3 次。

【功用主治】清肺，止咳，除痰。用于肺热咳嗽，痰多。

【注意事项】支气管扩张、肺脓肿、肺源性心脏病、肺结核患者应在医师指导下服用。

清肺消炎丸

【药物组成】麻黄、石膏、地龙、牛蒡子、葶苈子、人工牛黄、苦杏仁、羚羊角。

【剂型】本品为灰棕色至棕色的水丸或棕褐色的水蜜丸；气腥，味微辛、苦。

【规格】水丸每 60 丸重 5 克；水蜜丸每 60 丸重 8 克。

【用法用量】口服，周岁以内小儿一次 10 丸，1～3 岁一次 20 丸，3～6 岁一次 30 丸，6～12 岁一次 40 丸，12 岁以上及成人一次 60 丸，一日 3 次。

【功用主治】清肺化痰，止咳平喘。用于痰热阻肺，咳嗽气喘，胸胁胀痛，吐痰黄稠；上呼吸道感染、急性支气管炎、慢性支气管炎急性发作及肺部感染见上述证候者。

【注意事项】风寒表证引起的咳嗽、心功能不全者慎用；运动员慎用。

橘红片

【药物组成】化橘红、陈皮、茯苓、苦杏仁、瓜蒌皮、浙贝母、地黄、麦冬、石膏、法半夏、桔梗、炒紫苏子、紫菀、甘草、款冬花。

【剂型】本品为浅黄棕色至黄褐色的片；气香，味微甘、苦。

【规格】每片重 0.6 克。

【用法用量】口服，一次 6 片，一日 2 次。

【功用主治】清肺，化痰，止咳。用于痰热咳嗽，痰多，色黄黏稠，胸闷口干。

【注意事项】服药期间忌烟、酒及辛辣食物；支气管扩张、肺脓肿、肺结核、肺源性心脏病患者及小儿、年老体弱者应在医师指导下服用。

射麻口服液

【药物组成】麻黄、胆南星、石膏、蜜桑白皮、射干、炒莱菔子、苦杏仁、白前、黄芩、醋五味子。

【剂型】本品为棕褐色的液体；味甜、微苦。

【规格】每支装 10 毫升。

【用法用量】口服，一次 10 毫升，一日 3 次；或遵医嘱。

【功用主治】清肺化痰，止咳平喘。用于外邪犯肺、入里化热所致咳嗽、痰多稠黏，胸闷气喘，喉中痰鸣，发热或不发热，舌苔黄或黄白、或舌质红，脉弦滑或滑数。

【注意事项】心脏病患者及运动员慎用；如正在使用其他药品，使用本药前请咨询医师或药师。

银黄清肺胶囊

【药物组成】葶苈子、蜜麻黄、苦杏仁、浙贝母、枇杷叶、大青叶、石菖蒲、穿山龙、一枝蒿、银杏叶、五味子、枳实、生石膏、甘草。

【剂型】本品为硬胶囊，内容物为黄棕色至棕褐色的颗粒及粉末；味苦。

【规格】每粒装 0.15 克。

【用法用量】口服，一次 3 粒，一日 3 次。7 天为 1 个疗程。

【功用主治】清肺化痰，止咳平喘。用于慢性支气管炎急性发作之痰热壅肺证，症见咳嗽咳痰、痰黄而黏、胸闷气喘、发热口渴、便干尿黄、舌红、苔黄腻。

【注意事项】孕妇忌服；少数患者用药后出现心悸；本品成分中含有麻黄碱，心动过速、高血压病患者慎用；注意慎与强心苷类药物合用；请注意掌握疗程和用量，勿长时间连续使用。

芩暴红止咳分散片

【药物组成】满山红、暴马子皮、黄芩。

【剂型】本品为棕黄色至棕褐色的片；味微苦。

【规格】每片重 0.8 克。

【用法用量】吞服，或用水分散后口服，一次 2 片，一日 3 次。

【功用主治】清热化痰，止咳平喘。用于痰热壅肺所致的咳嗽、痰多；也适用于急性支气管炎及慢性支气管炎急性发作见上述证候者。

【注意事项】请遵医嘱使用本药；如正在使用其他药品，使用本药前请咨询医师或药师。

牛黄蛇胆川贝液

【药物组成】人工牛黄、川贝母、蛇胆汁、薄荷脑。

【剂型】本品为淡黄色至棕黄色液体；味甜、微苦，有凉喉感。

【规格】每支装 10 毫升；或每瓶装 100 毫升；或每瓶装 150 毫升。

【用法用量】口服，一次 10 毫升，一日 3 次；小儿酌减或遵医嘱。

【功用主治】清热，化痰，止咳。用于热痰、燥痰咳嗽，症见咳嗽、痰黄或干咳、咳痰不爽。

【注意事项】恶寒发热者忌服；服药期间忌食辛辣、油腻食物；支气管扩张、肺脓肿、肺源性心脏病、肺结核患者应在医师指导下服用；服用 1 周病症无改善，应停止服用，去医院就诊；服药期间，若患者出现高热，体温超过 38℃，或出现喘促气急者，或咳嗽加重，痰量明显增多者应到医院就诊；儿童、孕妇、体质虚弱及脾胃虚寒者慎用；如正在使用其他药品，使用本药前请咨询医师或药师。

五、痰湿（浊）咳嗽

二陈丸

【药物组成】陈皮、半夏、茯苓、甘草。

【剂型】本品为灰棕色至黄棕色的水丸；气微香，味甘、微辛。

【规格】水丸每 100 粒重 6 克；每瓶 60 克。

【用法用量】口服，一次 9～15 克，一日 2 次。

【功用主治】燥湿化痰，理气和胃。用于痰湿停滞导致的咳嗽痰多，胸脘胀闷，恶心呕吐。

【注意事项】服药期间忌烟、酒及辛辣、生冷、油腻食物；不宜同时服用滋补性中药；本药不适用于肺阴虚所致的燥咳者；有高血压病、心脏病、肝病、糖尿病、肾病等慢性病且严重者及儿童、孕妇、哺乳期妇女、年老体弱者应在医师指导下服用。

苏子降气丸

【药物组成】炒紫苏子、厚朴、前胡、甘草、姜半夏、陈皮、沉香、当归。

【剂型】本品为浅黄色或黄褐色的水丸；气微香，味甜。

【规格】每 13 粒重 1 克。

【用法用量】口服，一次 6 克，一日 1～2 次。

【功用主治】降气化痰，温肾纳气。用于上盛下虚、气逆痰壅所致的咳嗽喘息、胸膈痞塞。

【注意事项】干咳少痰、咽干咽痛、口干舌燥、舌红无苔之阴虚燥咳者忌用；服药期间忌烟、酒及辛辣食物；支气管扩张、肺脓肿、肺结核、肺源性心脏病患者及孕妇应在医师指导下服用。

恒制咳喘胶囊

【药物组成】法半夏、红花、生姜、白及、佛手、甘草、紫苏叶、薄荷、香橼、陈皮、红参、西洋参、砂仁、沉香、丁香、豆蔻、肉桂、煅赭石。

【剂型】本品为硬胶囊，内容物为黄棕色至棕褐色的粉末或颗粒；味微苦。

【规格】每粒装 0.25 克。

【用法用量】口服，一次 2～4 粒，一日 2 次。

【功用主治】益气温阳，燥湿化痰，降气平喘。用于阳虚痰阻所致的咳嗽痰喘、胸脘满闷、倦怠乏力。

【注意事项】孕妇或对本药过敏者禁用；女性月经期间也应慎服；儿童、年老体弱者应在医师指导下服用；服药期间忌烟、酒及辛辣、生冷、油腻食物；服药 3 天症状无缓解，应去医院就诊；有支气管扩张、肺脓肿、肺源性心脏病、肺结核患者出现咳嗽时也应去医院就诊；如正在使用其他药品，使用本药前请咨询医师或药师。

消咳喘胶囊

【药物组成】满山红。

【剂型】本品为硬胶囊，内容物为棕黄色至棕褐色的颗粒及粉末；气微，味苦、涩。

【规格】每粒装 0.35 克。

【用法用量】口服，一次 2 粒，一日 3 次；小儿酌减。

【功用主治】止咳，祛痰，平喘。用于寒痰阻肺所致的咳嗽气喘、咳痰色白；也适用于慢性支气管炎见上述证候者。

【注意事项】服药后偶见口干、恶心、呕吐及头晕等，一般 1～3 日后可自行消失。

六、脾、肺、肾虚咳嗽

二冬膏

【药物组成】天冬、麦冬。

【剂型】本品为黄棕色稠厚的半流体；味甜、微苦。

【规格】每瓶装 125 克。

【用法用量】口服，一次 9～15 克，一日 2 次。

【功用主治】养阴润肺。用于肺阴不足引起的燥咳痰少、痰中带血、鼻干咽痛。

【注意事项】支气管扩张、肺脓肿、肺源性心脏病、肺结核患者出现咳嗽时应去医院就诊；糖尿病患者及有高血压病、心脏病、肝病、肾病等慢性病且严重者应在医师指导下服用。

养阴清肺膏

【药物组成】地黄、麦冬、玄参、川贝母、白芍、牡丹皮、薄荷、甘草。

【剂型】本品为棕褐色稠厚的半流体；气香，味甜，有清凉感。

【规格】每瓶装 100 毫升。

【用法用量】口服，一次 10～20 毫升，一日 2～3 次。

【功用主治】养阴润燥，清肺利咽。用于阴虚肺燥，咽喉干痛，干咳少痰或痰中带血。

【注意事项】痰湿咳嗽者禁服；支气管扩张、肺脓肿、肺源性心脏病、肺结核、糖尿病患者慎用。

橘红化痰丸

【药物组成】橘红、锦灯笼、苦杏仁、川贝母、罂粟壳、五味子、白矾、甘草。

【剂型】本品为棕色的大蜜丸；味苦。

【规格】每丸重9克。

【用法用量】口服，一次9克，一日2次。

【功用主治】滋阴清热，敛肺止咳，化痰平喘。用于肺肾阴虚咳嗽，气促喘急，咽干舌红，胸膈满闷。

【注意事项】不宜久服。

芪风固表颗粒

【药物组成】黄芪、刺五加浸膏、麸炒白术、五味子、防风、麦冬。

【剂型】本品为棕褐色的颗粒；味酸、甜、微苦。

【规格】每袋装5克。

【用法用量】开水冲服，一次1袋，一日2次。

【功用主治】益气固表，健脾，补肺，益肾。用于肺、脾、肾虚弱所致的慢性咳嗽缓解期的辅助治疗。

【注意事项】呼吸系统急性感染期间禁用；服药期间忌烟、酒及辛辣、生冷、油腻食物；有支气管扩张、肺脓肿、肺源性心脏病、肺结核患者出现咳嗽时应去医院就诊；儿童、年老体弱者、孕妇、糖尿病患者应在医师指导下服用；服药3天症状无缓解，应去医院就诊；如正在使用其他药品，使用本药前请咨询医师或药师。

第三节 哮 喘

如意定喘片

【药物组成】蛤蚧、蟾酥、黄芪、地龙、麻黄、党参、苦杏仁、白果、枳实、天冬、南五味子、麦冬、紫菀、百部、枸杞子、熟地黄、远志、葶苈子、洋金花、石膏、甘草。

【剂型】本品为糖衣片，除去糖衣后显浅棕色至棕褐色；气微，味微甜、微苦。

【规格】每片重 0.25 克。

【用法用量】口服，一次 1～2 片，一日 3 次。

【功用主治】宣肺定喘，止咳化痰，益气养阴。用于气阴两虚所致的久咳气喘、体弱痰多；也适用于支气管哮喘、肺气肿、肺源性心脏病见上述证候者。

【注意事项】孕妇忌用；忌烟、酒、辛辣食物。

二母安嗽丸

【药物组成】知母、玄参、罂粟壳、麦冬、款冬花、紫菀、苦杏仁、百合、浙贝母。

【剂型】本品为褐色至黑褐色的大蜜丸：味甜、微苦。

【规格】每丸重 9 克。

【用法用量】口服，一次 1 丸，一日 2 次。

【功用主治】清肺化痰，止嗽定喘。用于虚劳久嗽，咳嗽痰喘，骨蒸潮热，音哑声重，口燥舌干，痰涎壅盛。

【注意事项】孕妇忌服。

玉屏风口服液

【药物组成】黄芪、防风、白术。

【剂型】本品为棕红色至棕褐色的液体；味甜、微苦、涩。

【规格】每支装 10 毫升。

【用法用量】口服，一次 10 毫升，一日 3 次。

【功用主治】益气，固表，止汗。用于表虚不固，自汗恶风，面色㿠白，或体虚易感风邪者。

【注意事项】服药期间忌不易消化食物；感冒发热患者不宜服用；有高血压病、心脏病、肝病、糖尿病、肾病等慢性病且严重者及儿童、孕妇、哺乳期妇女应在医师指导下服用。

固本咳喘片

【药物组成】党参、白术、麦冬、盐补骨脂、茯苓、炙甘草、醋五味子。

【剂型】本品为薄膜衣片，除去包衣后显棕褐色；味甜、微酸、微苦、涩。

【规格】每片重 0.4 克。

【用法用量】口服，一次 3 片，一日 3 次。

【功用主治】益气固表，健脾补肾。用于脾虚痰盛、肾气不固所致的咳嗽、痰多、喘息气促、动则喘剧；也适用于慢性支气管炎、肺气肿、支气管哮喘等见上述证候者。

【注意事项】服药期间忌不易消化食物；感冒发热患者不宜服用；有高血压病、心脏病、肝病、糖尿病、肾病等慢性病且严重者及儿童、孕妇、哺乳期妇女应在医师指导下服用。

◇ 金水宝胶囊 ◇

【药物组成】发酵虫草菌粉。

【剂型】本品为硬胶囊，内容物为黄棕色至浅棕褐色的粉末；气香，味微苦。

【规格】每粒装 0.33 克。

【用法用量】口服，一次 3 粒，一日 3 次；用于慢性肾功能不全者，一次 6 粒，一日 3 次；或遵医嘱。

【功用主治】补益肺肾，秘精益气。用于肺肾两虚，精气不足，久咳虚喘，神疲乏力，不寐健忘，腰膝酸软，月经不调，阳痿早泄；也适用于慢性支气管炎、慢性肾功能不全、高脂血症、肝硬化见上述证候者。

【注意事项】服药期间忌不易消化食物；感冒发热患者不宜服用；有高血压病、心脏病、肝病、糖尿病、肾病等慢性病且严重者及儿童、孕妇、哺乳期妇女应在医师指导下服用。

第四节　慢性气管炎

一、燥热灼肺

◇ 养阴清肺丸 ◇

【药物组成】地黄、玄参、麦冬、白芍、川贝母、牡丹皮、薄荷、甘草。

【剂型】本品为棕黑色至黑色的水蜜丸或大蜜丸，味甜、微苦。

【规格】水蜜丸每100粒重10克；大蜜丸每丸重9克。

【用法用量】口服，水蜜丸一次6克，大蜜丸一次1丸，一日2次。

【功用主治】养阴润燥，清肺利咽。用于阴虚肺燥，咽喉干痛，干咳少痰或痰中带血。

【注意事项】支气管扩张、肺脓肿、肺源性心脏病、肺结核患者出现咳嗽时应去医院就诊；有高血压病、心脏病、肝病、糖尿病、肾病等慢性病且严重者应在医师指导下服用；孕妇忌服。

强力枇杷膏（蜜炼）

【药物组成】枇杷叶、罂粟壳、百部、白前、桑白皮、桔梗、薄荷脑。

【剂型】本品为黄棕色稠厚的半流体；气香，味甜。

【规格】每瓶装180克；每瓶装240克；每瓶装300克。

【用法用量】口服，一次20克，一日3次；小儿酌减。

【功用主治】养阴敛肺，镇咳祛痰。用于久咳劳嗽，支气管炎。

【注意事项】本品含罂粟壳，不宜长期使用；孕妇、哺乳期妇女及儿童慎用；运动员慎用。

强力枇杷胶囊

【药物组成】枇杷叶、罂粟壳、百部、白前、桑白皮、桔梗、薄荷脑。

【剂型】本品为硬胶囊，内容物为黄棕色的颗粒和粉末；气芳香，味苦。

【规格】每粒装 0.3 克。

【用法用量】口服，一次 2 粒，一日 3 次。

【功用主治】养阴敛肺，镇咳祛痰。用于久咳劳嗽，支气管炎。

【注意事项】本品含罂粟壳，不宜长期使用；孕妇、哺乳期妇女及儿童慎用；运动员慎用。

强力枇杷露

【药物组成】枇杷叶、罂粟壳、百部、白前、桑白皮、桔梗、薄荷脑。

【剂型】本品为棕色至深棕色的液体；气香，味甜。

【规格】每瓶装 100 毫升；每瓶装 120 毫升；每瓶装 150 毫升；每瓶装 180 毫升。

【用法用量】口服，一次 15 毫升，一日 3 次；小儿酌减。

【功用主治】养阴敛肺，镇咳祛痰。用于久咳劳嗽，支气管炎。

【注意事项】本品含罂粟壳，不宜长期使用；孕妇、哺乳期妇女及儿童慎用；糖尿病患者慎用；运动员慎用。

二、风热犯肺

治咳川贝枇杷露

【药物组成】枇杷叶、桔梗、水半夏、川贝母流浸膏、薄荷脑。

【剂型】本品为棕红色的澄清液体；气香，味甜，有清凉感。

【规格】每瓶装 150 毫升；每瓶装 180 毫升。

【用法用量】口服，一次 10～20 毫升，一日 3 次。

【功用主治】清热，化痰，止咳。用于感冒、支气管炎属痰热阻肺证，症见咳嗽、痰黏或黄。

【注意事项】孕妇忌服；如正在使用其他药品，使用本药前请咨询医师或药师。

蛇胆川贝软胶囊

【药物组成】蛇胆汁、川贝母。

【剂型】本品为软胶囊，内容物为浅黄色的油状混悬物；味微苦。

【规格】每粒装 0.3 克。

【用法用量】口服，一次 2～4 粒，一日 2～3 次。

【功用主治】清热，止咳，除痰。用于肺热咳嗽，痰多。

【注意事项】服药期间忌食辛辣、油腻食物；孕妇、体质虚弱者慎用；服用 1 周病症无改善，应停止服用，去医院就诊；服药期间，若患者发热体温超过 38.5℃，或出现喘促气急者，或咳嗽加重、痰量明显增多者应去医院就诊；如正在使用其他药品，使用本药前请咨询医师或药师。

三、风寒犯肺

杏苏止咳糖浆

【药物组成】苦杏仁、甘草、桔梗、前胡、紫苏叶、陈皮。

【剂型】本品为淡棕黄色的黏稠液体；气芳香，味甜。

【规格】每瓶 100 毫升。

【用法用量】口服，一次 10～15 毫升，一日 3 次；小儿酌减。

【功用主治】宣肺气，散风寒，镇咳祛痰。用于风寒感冒，咳嗽气逆。

【注意事项】支气管扩张、肺脓肿、肺源性心脏病、肺结核、糖尿病患者应在医师指导下服用；长期服用应向医师或药师咨询。

风寒咳嗽颗粒

【药物组成】陈皮、生姜、法半夏、青皮、苦杏仁、麻黄、紫苏叶、五味子、桑白皮、炙甘草。

【剂型】本品为浅褐色的颗粒；气香，味甜、微苦。

【规格】每袋装 5 克。

【用法用量】开水冲服，一次 1 袋，一日 2 次。

【功用主治】宣肺散寒，祛痰止咳。用于外感风寒、肺气不宣所致的咳喘，症见头痛鼻塞、痰多咳嗽、胸闷气喘。

【注意事项】阴虚干咳者，高血压病、心脏病患者慎用本药；服药期间忌烟、酒及辛辣、生冷、油腻食物；不宜同时服用滋补性中药；糖尿病患者及有肝病、肾病等慢性病且严重者及儿童、孕妇、哺乳期妇女、年老体弱者应在医师指导下服用。

老年咳喘片

【药物组成】黄芪、白术、防风、甘草、黄精、淫羊藿、补骨脂。

【剂型】本品为糖衣片或薄膜衣片，除去包衣后显棕黄色至棕褐色；味甜、微苦。

【规格】糖衣片片心重 0.3 克；薄膜衣片每片重 0.26 克。

【用法用量】口服，一次 4～6 片，一日 3 次。

【功用主治】补气壮阳，扶正固本。用于老年慢性支气管炎等虚证。

【注意事项】对本品过敏者禁用；如正在使用其他药品，使用本药前请咨询医师或药师。

四、寒饮伏肺

苏子降气丸

具体内容见本章第二节"痰湿（浊）咳嗽"下的"苏子降气丸"。

蛤蚧定喘丸

【药物组成】蛤蚧、瓜蒌子、紫菀、麻黄、鳖甲、黄芩、甘草、麦冬、黄连、百合、紫苏子、石膏、苦杏仁。

【剂型】本品为棕色至棕黑色水蜜丸、黑褐色的小蜜丸或大蜜丸；气香，味苦、甜。

【规格】水蜜丸每袋装 6 克；小蜜丸每 60 粒重 9 克；大蜜丸每丸重 9 克。

【用法用量】口服，水蜜丸一次 5～6 克，小蜜丸一次 9 克，大蜜丸一次 1 丸，一日 2 次。

【功用主治】滋阴清肺，止咳定喘。用于虚劳久咳，老年哮喘，气短发热，胸满郁闷，自汗盗汗。

【注意事项】支气管扩张、肺脓肿、肺源性心脏病、肺结核患者出现咳嗽时应去医院就诊；高血压病、心脏病患者慎用；有肝病、糖尿病、肾病等慢性病且严重者应在医师指导下服用。

复方满山红糖浆

【药物组成】满山红、百部、桔梗、远志、罂粟壳。

【剂型】本品为棕褐色的黏稠液体；味甜、微苦。

【规格】每瓶装 100 毫升。

【用法用量】口服，一次 5～10 毫升，一日 3 次。

【功用主治】止咳，祛痰，平喘。用于痰浊阻肺引起的咳嗽，痰多，喘息；也适用于急、慢性支气管炎见上述证候者。

【注意事项】本品含罂粟壳，不宜长期服用；儿童禁用本药；运动员慎用。

第四章

循环系统疾病的中成药速查

第一节　高血压病

牛黄降压丸

【药物组成】黄芩、党参、黄芪、川芎、白芍、冰片、决明子、甘松、郁金、薄荷、人工牛黄、羚羊角、水牛角浓缩粉、珍珠。

【剂型】本品为深棕色的水蜜丸，或为浅棕绿色至深棕色的大蜜丸；气微香，味微甜、苦，有清凉感。

【规格】水蜜丸每20丸重1.3克；大蜜丸每丸重1.6克。

【用法用量】口服，水蜜丸一次20～40丸，大蜜丸一次1～2丸，一日1次。

【功用主治】清心化痰，平肝安神。用于心肝火旺、痰热壅盛所致的头晕目眩、头痛失眠、烦躁不安；也适用于高血压病见上述证候者。

【注意事项】腹泻者忌服。

复方羚角降压片

【药物组成】羚羊角、夏枯草、黄芩、槲寄生。

【剂型】本品为黄棕色至棕褐色的片,或为薄膜衣片,除去包衣后显黄棕色至棕褐色;微苦。

【规格】素片每片重0.35克;薄膜衣片每片重0.31克或0.35克。

【用法用量】口服,一次4片,一日2～3次。

【功用主治】平肝泄热。用于肝火上炎、肝阳上亢所致的头晕、头胀、头痛、耳鸣;也适用于高血压病见上述证候者。

【注意事项】孕妇慎用。

清脑降压片

【药物组成】黄芩、夏枯草、槐花、煅磁石、牛膝、当归、地黄、丹参、水蛭、钩藤、决明子、地龙、珍珠母。

【剂型】本品为糖衣片或薄膜衣片,除去包衣后显黑棕色;味微苦。

【规格】薄膜衣片每片重0.33克;糖衣片片心重0.3克。

【用法用量】口服,一次4～6片,一日3次。

【功用主治】平肝潜阳。用于肝阳上亢所致眩晕,症见头晕、头痛、项强、血压偏高。

【注意事项】孕妇忌服。

天麻钩藤颗粒

【药物组成】天麻、钩藤、石决明、栀子、黄芩、牛膝、盐杜仲、益母草、桑寄生、首乌藤、茯苓。

【剂型】本品为黄棕色至棕褐色的颗粒；味微苦、微甜，或味苦（无蔗糖）。

【规格】每袋装 5 克（无蔗糖）；每袋装 10 克。

【用法用量】开水冲服，一次 1 袋，一日 3 次；或遵医嘱。

【功用主治】平肝息风，清热安神。用于肝阳上亢所引起的头痛、眩晕、耳鸣、眼花、震颤、失眠；也适用于高血压病见上述证候者。

【注意事项】本药不适用于舌绛无苔之阴虚动风证；服药期间饮食宜清淡，戒恼怒，节房事；有心脏病、肾病、肝病、糖尿病等慢性病患者应在医师指导下服用。

杞菊地黄丸

【药物组成】枸杞子、菊花、熟地黄、酒山茱萸、牡丹皮、山药、茯苓、泽泻。

【剂型】本品为棕黑色的水蜜丸、黑褐色的小蜜丸或大蜜丸；味甜、微酸。

【规格】水蜜丸每 100 丸重 10 克；小蜜丸每 100 丸重 20 克；大蜜丸每丸重 9 克。

【用法用量】口服，水蜜丸一次 6 克，小蜜丸一次 9 克，大蜜丸一次 1 丸，一日 2 次。

【功用主治】滋肾养肝。用于肝肾阴亏，眩晕耳鸣，羞明畏光，迎风流泪，视物昏花。还用于高血压病、高脂血症、神经衰弱等的辅助治疗。

【注意事项】感冒发热患者不宜服用；有心脏病、肝病、糖尿病、肾病等慢性病且严重者应在医师指导下服用。

山菊降压片

【药物组成】山楂、菊花、炒决明子、小蓟、夏枯草、盐泽泻。

【剂型】本品为薄膜衣片，除去包衣后显棕褐色；味酸、微涩。

【规格】每片重0.3克；每片重0.5克。

【用法用量】口服，0.3克片一次5片，0.5克片一次3片，一日2次；或遵医嘱。

【功用主治】平肝潜阳。用于阴虚阳亢所致的头痛眩晕、耳鸣健忘、腰膝酸软、五心烦热、心悸失眠；也适用于高血压病见上述证候者。

【注意事项】服药后偶见胃脘部不适，一般可自行缓解。

安脑片

【药物组成】人工牛黄、猪胆粉、朱砂、冰片、水牛角浓缩粉、珍珠、黄连、黄芩、栀子、雄黄、郁金、石膏、煅赭石、珍珠母、薄荷脑。

【剂型】本品为糖衣片或薄膜衣片，除去包衣后显棕黄色；气辛、味苦、凉。

【规格】薄膜衣片每片重0.5克。

【用法用量】口服，一次4片，一日2～3次；或遵医嘱；小儿酌减。

【功用主治】清热解毒，醒脑安神，豁痰开窍，镇惊熄风。用于高热神昏，烦躁谵语，抽搐惊厥，中风窍闭，头痛眩晕；也适用于高血压病、中风见上述证候者。

【注意事项】如正在使用其他药品，使用本药前请咨询医师或药师。

强力定眩胶囊

【药物组成】天麻、盐杜仲、野菊花、杜仲叶、川芎。

【剂型】本品为硬胶囊，内容物为棕褐色至棕黑色的颗粒和粉末；气芳香，味微苦。

【规格】每粒装 0.35 克；每粒装 0.4 克。

【用法用量】口服，一次 4～6 粒，一日 3 次。

【功用主治】降压，降脂，定眩。用于高血压病、动脉硬化、高脂血症以及上述诸病引起的头痛、头晕、目眩、耳鸣、失眠。

【注意事项】如正在使用其他药品，使用本药前请咨询医师或药师。

藤丹胶囊

【药物组成】钩藤、夏枯草、猪胆膏、桑寄生、丹参、车前子、川芎、三七、防己、黄芪。

【剂型】本品为硬胶囊，内容物为棕褐色的颗粒及粉末；味苦。

【规格】每粒装 0.4 克。

【用法用量】口服，高血压病 1 级，一次 3 粒，一日 3 次；高血压病 2 级，一次 5 粒，一日 3 次。饭后服用。4 周为 1 个疗程。

【功用主治】平肝息风，泻火养阴，舒脉通络。用于高血压病 1、2 级肝阳上亢、阴血不足证，症见头痛、眩晕、耳鸣、烦躁、失眠、心悸、腰膝酸软、口咽干燥、舌红或有瘀斑、苔黄或少苔、脉弦数或细而数者。

【注意事项】妊娠或哺乳妇女禁用；对本药过敏者、合并有肝肾和造血系统等严重原发性疾病者忌用。

第二节　胸痹、心绞痛

丹七片

【药物组成】丹参、三七。

【剂型】本品为浅黄棕色的片；糖衣片或薄膜衣片，除去包衣后显浅黄棕色；气微，味微苦、甜。

【规格】素片每片重 0.3 克；薄膜衣片每片重 0.32 克；糖衣片片心重 0.3 克。

【用法用量】口服，一次 3～5 片，一日 3 次。

【功用主治】活血化瘀，通脉止痛。用于瘀血闭阻所致的胸痹心痛、眩晕头痛、经期腹痛。

【注意事项】孕妇慎用；服药期间，忌食生冷、辛辣、油腻食物；若症状未缓解，应及时到医院就诊。

麝香保心丸

【药物组成】人工麝香、人参提取物、人工牛黄、肉桂、苏合香、蟾酥、冰片。

【剂型】本品为黑褐色有光泽的水丸，破碎后断面为棕黄色；味苦、辛凉，有麻舌感。

【规格】每丸重 22.5 毫克。

【用法用量】口服，一次 1～2 丸，一日 3 次；或症状发作时服用。

【功用主治】芳香温通，益气强心。用于气滞血瘀所致的胸痹，症见心前区疼痛、固定不移；也适用于心肌缺血引起的心绞痛、胸闷及心肌梗死见上述证候者。

【注意事项】孕妇禁用；过敏体质者及运动员也应慎用。

冠心丹参胶囊

【药物组成】丹参、三七、降香油。

【剂型】本品为硬胶囊，内容物为棕黄色至棕褐色的颗粒和粉末；气微香，味甘、微苦。

【规格】每粒装 0.3 克。

【用法用量】口服，一次 3 粒，一日 3 次。

【功用主治】活血化瘀，理气止痛。用于气滞血瘀所致的胸闷、胸痹、心悸气短；也适用于冠心病见上述证候者。

【注意事项】有出血倾向、严重贫血者慎用；孕妇慎用；月经过多、血管性头痛者应慎用。

复方丹参滴丸

【药物组成】丹参、三七、冰片。

【剂型】本品为棕色的滴丸，或为薄膜衣滴丸，除去包衣后显黄棕色至棕色；气香，味微苦。

【规格】滴丸每丸重 25 毫克；薄膜衣滴丸每丸重 27 毫克。

【用法用量】吞服或舌下含服，一次 10 丸，一日 3 次。28天为 1 个疗程；或遵医嘱。

【功用主治】活血化瘀，理气止痛。用于气滞血瘀所致的胸痹，症见胸闷、心前区刺痛；也适用于冠心病、心绞痛见上述证候者。

【注意事项】孕妇慎用；本品含有冰片，较寒凉；受凉后胸痛等症状加重的寒凝血瘀型心绞痛患者，或平素喜热食、大便易稀溏的脾胃虚寒者，不宜服用；服药后偶见胃肠不适反应；服药期间，忌生冷、辛辣、油腻食物，忌烟酒、浓茶。

诺迪康胶囊

【药物组成】圣地红景天。

【剂型】本品为硬胶囊，内容物为浅黄棕色至棕黑色的颗粒及粉末；气香，味苦、涩。

【规格】每粒装 0.28 克。

【用法用量】口服，一次 1～2 粒，一日 3 次。

【功用主治】益气活血，通脉止痛。用于气虚血瘀所致胸痹，症见胸闷、刺痛或隐痛、心悸气短、神疲乏力、少气懒言、头晕目眩；也适用于冠心病心绞痛见上述证候者。

【注意事项】孕妇慎用；本品宜饭前服用，服药期间忌辛辣、生冷、油腻食物；感冒发热患者不宜服用本药；有心脏病、肝病、糖尿病、肾病等慢性病且严重者应在医师指导下服用。

速效救心丸

【药物组成】川芎、冰片。

【剂型】本品为棕黄色的滴丸；气凉，味微苦。

【规格】每丸重 40 毫克。

【用法用量】含服，一次 4～6 丸，一日 3 次；急性发作时，一次 10~15 丸。

【功用主治】行气活血，祛瘀止痛，增加冠脉血流量，缓解心绞痛。用于气滞血瘀型冠心病、心绞痛。

【注意事项】孕妇禁用；寒凝血瘀、阴虚血瘀型胸痹心痛不宜单用；有过敏史者慎用；伴有中重度心力衰竭的心肌缺血者慎用；在治疗期间，心绞痛持续发作，宜加用硝酸酯类药。

黄杨宁片

【药物组成】环维黄杨星 D。

【剂型】本品为白色或微黄色的片；味苦。

【规格】每片含环维黄杨星 D 0.5 毫克；每片含环维黄杨星 D 1 毫克。

【用法用量】口服，一次 1~2 毫克，一日 2~3 次。

【功用主治】行气活血，通络止痛。用于气滞血瘀所致的胸痹心痛、脉结代；也适用于冠心病、心律失常见上述证候者。

【注意事项】服用初期出现的轻度四肢麻木感、头昏、胃肠道不适，可在短期内自行消失，无须停药；肝、肾功能不全者慎用。

地奥心血康胶囊

【药物组成】地奥心血康。

【剂型】本品为硬胶囊，内容物为浅黄色至棕黄色的颗粒和粉末；味苦。

【规格】每粒含地奥心血康 100 毫克。

【用法用量】口服，一次 1～2 粒，一日 3 次。

【功用主治】活血化瘀，行气止痛，扩张冠脉血管，改善心肌缺血。用于预防和治疗冠心病、心绞痛以及瘀血内阻之胸痹、眩晕、气短、心悸、胸闷或痛。

【注意事项】服药后偶有头晕、头痛，可自行缓解。

心元胶囊

【药物组成】制何首乌、丹参、地黄等。

【剂型】本品为胶囊剂，内容物为黄棕色至棕褐色的颗粒及粉末；气微香，味微苦。

【规格】每粒装 0.3 克。

【用法用量】口服，一次 3～4 粒，一日 3 次。

【功用主治】滋肾养心，活血化瘀。用于胸痹心肾阴虚、心血瘀阻证，症见胸闷不适、胸部刺痛或绞痛、或胸痛彻背、固定不移、入夜更甚、心悸盗汗、心烦不寐、腰酸膝软、耳鸣头晕等；也适用于冠心病稳定型劳力性心绞痛、高脂血症见上述证候者。

【注意事项】服本药时不宜和感冒药同时服用。

补心气口服液

【药物组成】黄芪、人参、石菖蒲、薤白。

【剂型】本品为红棕色的澄清液体；气微香，味甜、微苦。

【规格】每支装 10 毫升。

【用法用量】口服，一次 10 毫升，一日 3 次。

【功用主治】补益心气，理气止痛。用于气短、心悸、乏力、头晕心气虚损型胸痹心痛。

【注意事项】尚不明确。

芪参益气滴丸

【药物组成】黄芪、丹参、三七、降香油。

【剂型】本品为浅棕色至深棕色的滴丸；或为薄膜衣滴丸，除去包衣后显浅棕色至深棕色；气微香，味微苦。

【规格】每袋装 0.5 克；薄膜衣滴丸每袋装 0.52 克。

【用法用量】口服，餐后半小时服用，一次 1 袋，一日 3 次。4 周为 1 个疗程。或遵医嘱。

【功用主治】益气通脉，活血止痛。用于气虚血瘀所致胸痹，症见胸闷胸痛、气短乏力、心悸、自汗、面色少华、舌体胖有齿痕、舌质暗或有瘀斑、脉沉弦；也适用于冠心病心绞痛见上述证候者。

【注意事项】孕妇慎用；如正在使用其他药品，使用本药前请咨询医师或药师。

益心酮滴丸

【药物组成】山楂叶提取物。

【剂型】本品为黄棕色至棕褐色的滴丸；味微苦、涩。

【规格】每丸重 36.4 毫克（每丸含山楂叶提取物 6.4 毫克）；每丸重 30 毫克（每丸含山楂叶提取物 6.4 毫克）。

【用法用量】口服，一次 10～15 丸，一日 3 次。

【功用主治】活血化瘀，宣通血脉。用于瘀血阻脉所致的胸痹，症见胸闷憋气、心前区刺痛、心悸健忘、眩晕耳鸣；也适用于冠心病心绞痛、高脂血症、脑动脉供血不足见上述证候者。

【注意事项】孕妇慎用；服药期间，偶见胃部不适；如正在使用其他药品，使用本药前应咨询医师或药师。

益心酮分散片

【药物组成】山楂叶提取物。

【剂型】本品为棕黄色至黄褐色的片；气特异，味涩、微苦。

【规格】每片重0.1克（每片含山楂叶提取物32毫克）；每片重0.16克（每片含山楂叶提取物32毫克）；每片重0.25克（每片含山楂叶提取物32毫克）。

【用法用量】口服，一次2～3片，一日3次。

【功用主治】活血化瘀，宣通血脉。用于瘀血阻脉所致的胸痹，症见胸闷憋气、心前区刺痛、心悸健忘、眩晕耳鸣；也适用于冠心病心绞痛、高脂血症、脑动脉供血不足见上述证候者。

【注意事项】孕妇慎用；服药期间忌食辛辣刺激、肥甘厚味食物；如正在使用其他药品，使用本药前应咨询医师或药师。

黄芪生脉颗粒

【药物组成】炙黄芪、党参、麦冬、五味子、南五味子。

【剂型】本品为灰黄色至棕黄色的颗粒；味微酸、微甜。

【规格】每袋装5克。

【用法用量】口服，一次1袋，一日3次。

【功用主治】益气滋阴，养心行滞。用于气阴两虚、血脉瘀阻引起的胸痹心痛，症见胸痛、胸闷、心悸、气短；也适用于冠心病心绞痛见上述证候者。

【注意事项】根据病情需要，必要时，应配合其他治疗措施；如正在使用其他药品，使用本药前应咨询医师或药师。

银杏叶口服液

【药物组成】银杏叶提取物。

【剂型】本品为棕黄色至棕色的澄明溶液；味甜、苦涩、辛凉。

【规格】每支装10毫升（含黄酮醇苷19.2毫克、萜类内酯3.2毫克）。

【用法用量】口服，一次10毫升，一日3次。4周为1个疗程。或遵医嘱。

【功用主治】活血，化瘀，通络。用于瘀血阻络引起的胸痹心痛、中风、半身不遂、舌强语謇；也适用于冠心病稳定型心绞痛、脑梗死见上述证候者。

【注意事项】孕妇及心力衰竭者慎用；如正在使用其他药品，使用本药前应咨询医师或药师。

银杏叶软胶囊

【药物组成】银杏叶提取物。

【剂型】本品为软胶囊，内容物为浅棕黄色至棕褐色的黏稠状液体或膏状物；味微苦。

【规格】（1）每粒含总黄酮醇苷9.6毫克、萜类内酯2.4毫克；（2）每粒含总黄酮醇苷19.2毫克、萜类内酯4.8毫克。

【用法用量】口服，规格（1）一次2粒，规格（2）一次1粒，一日3次；或遵医嘱。

【功用主治】活血，化瘀，通络。用于瘀血阻络引起的胸痹心痛、中风、半身不遂、舌强语謇；也适用于冠心病稳定型心绞痛、脑梗死见上述证候者。

【注意事项】过敏体质者、孕妇慎用；用药期间饮食宜清淡，忌食生冷、油腻、辛辣、难消化的食物，以免加重病情；如正在使用其他药品，使用本药前应咨询医师或药师。

血府逐瘀口服液

【药物组成】柴胡、当归、地黄、赤芍、红花、桃仁、麸炒枳壳、甘草、川芎、牛膝、桔梗。

【剂型】本品为棕红色的液体；味甜、苦、微辛辣。

【规格】每支装 10 毫升。

【用法用量】空腹服，一次 20 毫升，一日 3 次。

【功用主治】活血祛瘀，行气止痛。用于气滞血瘀所致的胸痹、头痛日久，痛如针刺而有定处，内热烦闷、心悸失眠、急躁易怒。

【注意事项】孕妇禁用；服药期间，忌食辛冷食物。

第三节　心律失常

参松养心胶囊

【药物组成】人参、麦冬、山茱萸、丹参、炒酸枣仁、桑寄生、赤芍、土鳖虫、甘松、黄连、南五味子、龙骨。

【剂型】本品为胶囊剂，内容物为黄褐色至棕褐色的颗粒和粉末；味苦。

【规格】每粒装 0.4 克。

【用法用量】口服，一次 2～4 粒，一日 3 次。

【功用主治】益气养阴，活血通络，清心安神。用于治疗气阴两虚，心络瘀阻引起的冠心病室性期前收缩，症见心悸不安、气短乏力、动则加剧、胸部闷痛、失眠多梦、盗汗、神倦懒言等。

【注意事项】危重患者应结合其他治疗；孕妇慎用。

稳心颗粒

【药物组成】党参、黄精、三七、琥珀、甘松。

【剂型】本品为棕黄色至棕色的颗粒；味甜、微苦或味微苦（无蔗糖）。

【规格】每袋装 9 克；每袋装 5 克（无蔗糖）。

【用法用量】开水冲服，一次 1 袋，一日 3 次。4 周为 1 个疗程。或遵医嘱。

【功用主治】益气养阴，活血化瘀，定悸安神。临床上适用于期前收缩、房颤及快速型心律失常等。

【注意事项】孕妇慎用。

天王补心丸

【药物组成】酸枣仁、柏子仁、当归、石菖蒲、天冬、麦冬、地黄、党参、丹参、玄参、茯苓、五味子、远志、桔梗、朱砂、甘草。

【剂型】本品为褐黑色大蜜丸；气微香，味甜、微苦。

【规格】每丸重 9 克。

【用法用量】口服，一次 1 丸，早晚各服 1 次。

【功用主治】滋阴养血，补心安神。用于阴虚血少，神志不安，心悸失眠，虚烦神疲，梦遗健忘，手足心热，口舌生疮，舌红少苔，脉细而数。

【注意事项】忌食辛辣、腥物；虚寒患者不宜服用。

生脉饮

【药物组成】红参、麦冬、五味子。

【剂型】本品为黄棕色至红棕色的澄清液体，久置有微量混浊；气香，味酸甜、微苦。

【规格】每支装 10 毫升。

【用法用量】口服，每次 10 毫升，一日 3 次。

【功用主治】益气复脉，养阴生津。用于气阴两亏，心悸气短，脉微自汗。

【注意事项】凡脾胃虚弱，呕吐泄泻，腹胀便溏，咳嗽痰多者慎用；感冒患者不宜服用；服用本品同时不宜服用藜芦、五灵脂、皂荚或其制剂；不宜喝茶和吃萝卜，以免影响药效；本品宜饭前服用。

益心舒胶囊

【药物组成】人参、麦冬、黄芪、丹参、五味子、川芎、山楂。

【剂型】本品为硬胶囊，内容物为黄棕色至棕褐色的粉末；气微香，味微苦。

【规格】每粒装 0.4 克。

【用法用量】口服，一次 3 粒，一日 3 次。

【功用主治】益气复脉，活血化瘀，养阴生津。用于气阴两虚、瘀血阻脉所致的胸痹，症见胸痛胸闷、心悸气短、脉结代；也适用于冠心病心绞痛见上述证候者。

【注意事项】本品含人参、丹参，忌与含五灵脂、藜芦的药物同用；服药期间，忌食辛辣、生冷、油腻食物；孕妇及月经期妇女禁用。

柏子养心丸

【药物组成】柏子仁、党参、炙黄芪、川芎、当归、茯苓、制远志、酸枣仁、肉桂、醋五味子、半夏曲、炙甘草、朱砂。

【剂型】本品为棕色的水蜜丸、棕色至棕褐色的小蜜丸或大蜜丸；味先甜而后苦、微麻。

【规格】水蜜丸每 100 丸重 10 克；小蜜丸每 100 丸重 30 克；大蜜丸每丸重 9 克。

【用法用量】口服，水蜜丸一次 6 克，小蜜丸一次 9 克，大蜜丸一次 1 丸，一日 2 次。

【功用主治】补气，养血，安神。用于心气虚寒，心悸易惊，失眠多梦，健忘。

【注意事项】肝阳上亢者禁用；服药期间忌食辛辣刺激性食物。

第四节 动脉粥样硬化、冠心病

心可舒片

【药物组成】丹参、葛根、三七、山楂、木香。

【剂型】本品为薄膜衣片，除去包衣后显棕色；气微，味酸、涩。

【规格】每片重 0.31 克。

【用法用量】口服，一次 4 片，一日 3 次；或遵医嘱。

【功用主治】活血化瘀，行气止痛。用于气滞血瘀引起的胸闷、心悸、头晕、头痛、颈项疼痛；也适用于冠心病心绞痛、高脂血症、高血压病、心律失常见上述证候者。

【注意事项】孕妇慎用。

通心络胶囊

【药物组成】人参、水蛭、全蝎、赤芍、蝉蜕、土鳖虫、蜈蚣、檀香、降香、乳香、酸枣仁、冰片。

【剂型】本品为硬胶囊，内容物为灰棕色至灰褐色的颗粒和粉末；气香、微腥，味微咸、苦。

【规格】每粒装 0.26 克。

【用法用量】口服，一次 2~4 粒，一日 3 次。

【功用主治】益气活血，通络止痛。用于冠心病心绞痛属心气虚乏、血瘀络阻证，症见胸部憋闷、刺痛、绞痛、固定不移，心悸自汗，气短乏力，舌质紫暗或有瘀斑，脉细涩或结代。亦用于气虚血瘀络阻型中风，症见半身不遂或偏身麻木、口舌歪斜、言语不利。

【注意事项】出血性疾病、阴虚火旺型中风者禁用；孕妇及妇女经期禁用；服药后胃部不适者，可改为饭后服用。

复方丹参片

【药物组成】丹参、三七、冰片。

【剂型】本品为糖衣片或薄膜衣片，除去包衣后显棕色至棕褐色；气芳香，味微苦。

【规格】薄膜衣小片每片重 0.32 克（相当于饮片 0.6 克）；薄膜衣大片每片重 0.8 克（相当于饮片 1.8 克）；糖衣片每片重 0.25 克（相当于饮片 0.6 克）。

【用法用量】口服，薄膜衣小片、糖衣片一次 3 片，薄膜衣大片一次 1 片，一日 3 次。

【功用主治】活血化瘀，理气止痛。用于气滞血瘀所致的胸痹，症见胸闷、心前区刺痛；也适用于冠心病心绞痛见上述证候者。

【注意事项】孕妇慎用。

乐脉胶囊

【药物组成】丹参、川芎、赤芍、红花、香附、木香、山楂。

【剂型】本品为硬胶囊，内容物为黄色至棕褐色的颗粒或粉末；气微，味微苦。

【规格】每粒装 0.56 克、0.5 克、0.45 克、0.42 克。

【用法用量】口服，0.56 克、0.5 克、0.45 克规格一次 3~6 粒，0.42 克规格一次 4~6 粒，一日 3 次。

【功用主治】行气活血，化瘀通脉。用于气滞血瘀所致的头痛、眩晕、胸痛、心悸；也适用于冠心病心绞痛、多发性脑梗死见上述证候者。

【注意事项】孕妇忌服。

参桂胶囊

【药物组成】红参、桂枝、川芎。

【剂型】本品为硬胶囊，内容物为黄棕色至棕褐色的粉末；气香，味辛、苦。

【规格】每粒重 0.3 克。

【用法用量】口服，一次 4 粒，一日 3 次。

【功用主治】益气通阳，活血化瘀。用于心阳不振、气虚血瘀所致的胸痛，症见胸部刺痛、固定不移、入夜更甚、遇冷加重，或畏寒喜暖，面色少华；也适用于冠心病心绞痛见上述证候者。

【注意事项】阴虚内热者禁用；患者服药后出现口干、口渴症状，一般不需特殊处理，症状可自行消失。

补虚通瘀颗粒

【药物组成】红参、黄芪、刺五加、赤芍、丹参、桂枝。

【剂型】本品为淡棕黄色的颗粒；气香，味甜。

【规格】每袋装 5 克。

【用法用量】开水冲服，一次 1～2 袋，一日 2～3 次。

【功用主治】益气补虚，活血通络。用于气虚血瘀所致动脉硬化、冠心病。

【注意事项】糖尿病患者慎用；如正在使用其他药品，使用本药前请咨询医师或药师。

冠脉宁胶囊

【药物组成】丹参、炒没药、鸡血藤、血竭、醋延胡索、当归、郁金、制何首乌、炒桃仁、酒黄精、红花、葛根、炒乳香、冰片。

【剂型】本品为硬胶囊，内容物为红棕色的颗粒和粉末；气芳香，味微苦、辛。

【规格】每粒装 0.33 克、0.5 克、0.48 克。

【用法用量】口服，0.33 克、0.5 克规格一次 5 粒，0.48 克规格一次 4 粒，一日 3 次；或遵医嘱。

【功用主治】活血化瘀，行气止痛。用于以胸部刺痛、固定不移、入夜更甚，心悸不宁，舌质紫暗，脉沉弦；也适用于冠心病心绞痛、冠状动脉供血不足见上述证候者。

【注意事项】孕妇忌服；如正在使用其他药品，使用本药前请咨询医师或药师。

第五章

内分泌及代谢系统疾病的中成药速查

第一节　糖尿病（消渴）

金芪降糖片

【药物组成】黄连、黄芪、金银花。

【剂型】本品为薄膜衣片，除去包衣后显棕色至棕褐色；味苦。

【规格】每片重 0.56 克。

【用法用量】口服，一次 2～3 片，一日 3 次，饭前半小时服用。3 个月为 1 个疗程。或遵医嘱。

【功用主治】清热益气。用于消渴病气虚内热证，症见口渴喜饮、易饥多食、气短乏力。也适用于轻、中度 2 型糖尿病见上述证候者。

【注意事项】非气虚内热者慎用。

养阴降糖片

【药物组成】黄芪、党参、葛根、枸杞子、玄参、玉竹、地黄、知母、牡丹皮、川芎、虎杖、五味子。

【剂型】本品为薄膜衣片或糖衣片，除去包衣后显棕黄色至棕黑色；味苦。

【规格】（1）糖衣片片心重0.3克；（2）糖衣片片心重0.33克；（3）糖衣片片心重0.35克；（4）薄膜衣片每片重0.33克；（5）薄膜衣片每片重0.36克；（6）薄膜衣片每片重0.72克。

【用法用量】口服，一次8片规格（1）（2）（3（4）（5），或一次4片规格（6），一日3次。

【功用主治】养阴益气，清热活血。用于气阴不足、内热消渴，症见烦热口渴、多食多饮、倦怠乏力；也适应于2型糖尿病见上述证候者。

【注意事项】服药期间必须配合饮食调节；请将本品放在儿童不能接触的地方。

消渴丸

【药物组成】葛根、地黄、黄芪、天花粉、玉米须、南五味子、山药、格列本脲。

【剂型】本品为黑色的包衣浓缩水丸；味甘、酸、微涩。

【规格】每10丸重2.5克（含格列本脲2.5毫克）。

【用法用量】口服，一次5～10丸，一日2～3次，饭前用温开水送服；或遵医嘱。

【功用主治】滋肾养阴，益气生津。用于气阴两虚所致的消渴病，症见多饮、多尿、多食、消瘦、体倦乏力、眠差、腰痛；也适用于 2 型糖尿病见上述证候者。

【注意事项】服用本品时严禁加服降血糖化学类药物；严重肾功能不全、儿童糖尿病、妊娠期糖尿病、糖尿性昏迷等患者不宜使用；肝炎患者慎服；如有发热、皮疹，需停药；如出现低血糖时应减药或停药。

消渴灵片

【药物组成】地黄、麦冬、黄芪、天花粉、枸杞子、石膏、茯苓、牡丹皮、五味子、黄连、红参。

【剂型】本品为棕色至棕褐色的片，或为薄膜衣片，除去包衣后显棕色至棕褐色；味苦、甘。

【规格】素片每片重 0.36 克；薄膜衣片每片重 0.37 克。

【用法用量】口服，一次 8 片，一日 3 次。

【功用主治】益气养阴，清热泻火，生津止渴。用于气阴两虚所致的消渴病，症见多饮、多食、多尿、消瘦、气短乏力；也适用于轻、中度 2 型糖尿病见上述证候者。

【注意事项】孕妇忌服；服药期间忌食辛辣。

降糖甲片

【药物组成】黄芪、酒黄精、地黄、太子参、天花粉。

【剂型】本品为肠溶薄膜衣片，除去包衣后显棕色；气微香，味甘苦。

【规格】每片重 0.31 克。

【用法用量】口服，一次 6 片，一日 3 次。

【功用主治】补中益气，养阴生津。用于气阴两虚型消渴病

（2 型糖尿病）。

【注意事项】服用本药时忌食辛辣、肥甘之品。

芪蛭降糖胶囊

【药物组成】黄芪、地黄、黄精、水蛭。

【剂型】本品为胶囊剂，内容物为棕褐色粉末和颗粒；味腥、微涩。

【规格】每粒装 0.5 克。

【用法用量】口服，一次 5 粒，一日 3 次；3 个月为 1 个疗程。

【功用主治】益气养阴，活血化瘀。用于气阴两虚兼血瘀所致的消渴病，症见口渴多饮、多尿易饥、倦怠乏力、自汗盗汗、面色晦暗、肢体麻木；也适用于 2 型糖尿病见上述证候者。

【注意事项】孕妇禁服；有凝血机制障碍、出血倾向者慎用。

芪蛭降糖片

【药物组成】黄芪、地黄、黄精、水蛭。

【剂型】本品为薄膜衣片，除去包衣后显棕褐色；味腥，微涩。

【规格】每片重 0.52 克。

【用法用量】口服，一次 5 片，一日 3 次；3 个月为 1 个疗程。

【功用主治】益气养阴，活血化瘀。用于气阴两虚兼血瘀所致的消渴病，症见口渴多饮、多尿易饥、倦怠乏力、自汗盗汗、面色晦暗、肢体麻木；也适用于 2 型糖尿病见上述证候者。

【注意事项】孕妇禁用；有凝血机制障碍、出血倾向者慎用。

芪明颗粒

【药物组成】黄芪、葛根、地黄、枸杞子、决明子、茺蔚子、蒲黄、水蛭。

【剂型】本品为棕黄色至棕褐色的颗粒；气微，味甘、微苦。

【规格】每袋装 4.5 克。

【用法用量】开水冲服，一次 1 袋，一日 3 次；3～6 个月为1 个疗程。

【功能主治】益气生津，滋养肝肾，通络明目。用于 2 型糖尿病视网膜病变单纯型，中医辨证属气阴亏虚、肝肾不足、目络瘀滞证，症见视物昏花、目睛干涩、神疲乏力、五心烦热、自汗盗汗、口渴喜饮、便秘、腰膝酸软、头晕、耳鸣。

【注意事项】服药期间仍需服用基础降糖药物，以便有效控制血糖；服药期间应忌食辛辣油腻食物；脾胃虚寒者，出现湿阻胸闷、胃肠胀满、食少便溏者，或痰多者不宜使用；服药期间出现胃脘不适、大便稀溏者，可停药观察；与大剂量养阴生津、活血化瘀中药合用，或与大剂量扩张血管药物合用，应咨询有关医师。

参芪降糖片

【药物组成】人参茎叶总皂苷、黄芪、地黄、山药、天花粉、覆盆子、麦冬、五味子、枸杞子、泽泻、茯苓。

【剂型】本品为薄膜衣片，除去包衣后显浅棕色至棕褐色；气微，味甘、微涩。

【规格】每片重 0.35 克。

【用法用量】口服，一次 3 片，一日 3 次；1 个月为 1 个疗程；效果不显著或治疗前症状较重者，每次用量可达 8 片，一日 3 次。

【功用主治】益气，滋阴，补肾。主治气阴不足肾虚消渴病，用于 2 型糖尿病。

【注意事项】实热证者禁用；如正在使用其他药品，使用本药前请咨询医师或药师。

参芪降糖胶囊

【药物组成】人参茎叶总皂苷、黄芪、地黄、山药、天花粉、覆盆子、麦冬、五味子、枸杞子、泽泻、茯苓。

【剂型】本品为硬胶囊，内容物为浅棕黄色至棕褐色的颗粒或粉末；味甘、微苦涩。

【规格】每粒装 0.35 克。

【用法用量】口服，一次 3 粒，一日 3 次；1 个月为 1 个疗程；效果不显著或治疗前症状较重者，每次用量可达 8 粒，一日 3 次。

【功用主治】益气，滋阴，补肾。主治气阴不足肾虚消渴病，用于 2 型糖尿病。

【注意事项】实热证者禁用；如正在使用其他药品，使用本药前请咨询医师或药师。

第二节　高脂血症

血脂宁丸

【药物组成】决明子、山楂、荷叶、制何首乌。

【剂型】本品为棕褐色的大蜜丸；味甜、酸。

【规格】每丸重 9 克。

【用法用量】口服，一次 2 丸，一日 2～3 次。

【功用主治】化浊降脂，润肠通便。用于痰浊阻滞型高脂血症，症见头昏胸闷、大便干燥。

【注意事项】严重胃溃疡、胃酸分泌多者禁用或慎用。

血脂康胶囊

【药物组成】红曲。

【剂型】本品为胶囊剂，内容物为紫红色的颗粒和粉末；气微酸，味淡。

【规格】每粒装 0.3 克。

【用法用量】口服，一次 2 粒，一日 2 次，早、晚饭后服用；轻、中度患者一日 2 粒，晚饭后服用；或遵医嘱。

【功用主治】除湿祛痰，活血化瘀，健脾消食。用于脾虚痰瘀阻滞证所致的高脂血症，症见气短、乏力、头晕、头痛、胸闷、腹胀、食少纳呆；也可用于由高脂血症及动脉粥样硬化引起的心脑血管疾病的辅助治疗。

【注意事项】孕妇及哺乳期妇女慎用。

降脂灵片

【药物组成】制何首乌、枸杞子、黄精、山楂、决明子。

【剂型】本品为糖衣片或薄膜衣片，除去包衣后显棕色至棕褐色；味微酸、涩。

【规格】薄膜衣片每片重 0.31 克；糖衣片片心重 0.30 克。

【用法用量】口服，一次 5 片，一日 3 次。

【功用主治】补肝益肾，养血明目。用于肝肾不足型高脂血症，症见头晕、目眩、须发早白。

【注意事项】服药期间忌饮食油腻。

降脂通络软胶囊

【药物组成】姜黄提取物。

【剂型】本品为软胶囊，内容物为含有少量悬浮固体的橙黄色至橙红色的油状液体；气微，味淡。

【规格】每粒含姜黄素类化合物 50 毫克。

【用法用量】口服，一次 2 粒，一日 3 次，饭后服用；或遵医嘱。

【功用主治】活血行气，降脂祛浊。用于高脂血症属血瘀气滞证者，症见胸胁胀痛、心前区刺痛、胸闷、舌尖边有瘀点或瘀斑、脉弦或涩。

【注意事项】偶有腹胀、腹泻。

桑葛降脂丸

【药物组成】桑寄生、葛根、山药、大黄、山楂、丹参、红花、泽泻、茵陈、蒲公英。

【剂型】本品为黄棕色至棕褐色的浓缩水丸；气微，味微苦。

【规格】每 30 丸重 1 克。

【用法用量】口服，一次 4 克，一日 3 次；或遵医嘱。

【功用主治】补肾健脾，通下化瘀，清热利湿。用于脾肾两虚、痰浊血瘀型高脂血症。

【注意事项】脾虚便溏者慎服；孕妇禁用。

脂脉康胶囊

【药物组成】普洱茶、刺五加、山楂、何首乌、槐花、莱菔子、荷叶、葛根、菊花、黄芪、黄精、茺蔚子、杜仲、三七、桑寄生、大黄。

【剂型】本品为硬胶囊，内容物为棕色至棕褐色的粉末；味微苦、涩。

【规格】每粒装 0.3 克。

【用法用量】口服，一次 5 粒，一日 3 次。

【功用主治】消食，降脂，通血脉，益气血。用于瘀浊内阻、气血不足所致的动脉硬化症、高脂血症。

【注意事项】孕妇慎服。

血滞通胶囊

【药物组成】薤白。

【剂型】本品为硬胶囊，内容物为淡黄色至淡棕黄色颗粒及粉末；有蒜臭，味微辣。

【规格】每粒装 0.45 克。

【用法用量】口服，一次 2 粒，一日 3 次；4 周为 1 个疗程；或遵医嘱。

【功用主治】通阳散结，行气导滞。用于血瘀痰阻所致的高脂血症，症见胸闷、乏力、腹胀。

【注意事项】服药期间忌食油腻食物；如正在使用其他药品，使用本药前应咨询医师或药师。

第三节　黄　　疸

茵栀黄口服液

【药物组成】茵陈提取物、栀子提取物、黄芩提取物、金银花提取物。

【剂型】本品为棕红色液体；味甜、微苦。

【规格】每支 10 毫升（含黄芩苷 0.4 克）。

【用法用量】口服，一次 10 毫升，一日 3 次。

【功用主治】清热解毒，利湿退黄。用于肝胆湿热所致的黄疸，症见面目悉黄、胸胁胀痛、恶心呕吐、小便黄赤；也适用于急、慢性肝炎见上述证候者。

【注意事项】有高血压病、心脏病、肾病等慢性病且严重者应在医师指导下服用。

黄疸肝炎丸

【药物组成】青叶胆、滇柴胡、茵陈、槟榔、白芍、郁金、佛手、栀子、延胡索、甘草、香附、枳壳、青皮。

【剂型】本品为黄棕色至棕褐色的大蜜丸；味苦、微甜。

【规格】每丸重 9 克。

【用法用量】口服，一次 1~2 丸，一日 3 次。

【功用主治】舒肝利胆，除湿理气。用于肝气不舒、湿热蕴结所致的黄疸，症见皮肤黄染、胸胁胀痛、小便短赤；也适用于急性肝炎、胆囊炎见上述证候者。

【注意事项】孕妇、肝硬化及脾胃虚寒者慎用。

茵胆平肝胶囊

【药物组成】茵陈、龙胆、黄芩、猪胆粉、栀子、白芍、当归、甘草。

【剂型】本品为胶囊剂，内容物为棕黄色的颗粒和粉末；味苦。

【规格】每粒装 0.5 克。

【用法用量】口服，一次 2 粒，一日 3 次。

【功用主治】清热，利湿，消黄。用于肝胆湿热所致的胁痛、口苦、尿黄、身目发黄；也适用于急、慢性肝炎见上述证候者。

【注意事项】胆道完全阻塞者忌服；有高血压病、心脏病、糖尿病、肾病等慢性病且严重者应在医师指导下服用；服药后大便次数增多且不成形者，应酌情减量；胁痛严重或出现其他不适者，应去医院就诊。

龙胆泻肝丸

【药物组成】龙胆、柴胡、泽泻、地黄、黄芩、栀子、木通、盐车前子、酒当归、炙甘草。

【剂型】本品为黄褐色的小蜜丸或大蜜丸；味苦、微甜。

【规格】小蜜丸每 100 克重 20 克；大蜜丸每丸重 6 克。

【用法用量】口服，小蜜丸一次 6～12 克（30～60 丸），大蜜丸一次 1～2 丸，一日 2 次。

【功用主治】清肝胆，利湿热。用于肝胆湿热，头晕目赤，耳鸣耳聋，耳肿疼痛，胁痛口苦，尿赤涩痛，湿热带下。

【注意事项】孕妇慎用。

第四节　水　　肿

肾炎四味片

【药物组成】细梗胡枝子、石韦、黄芩、黄芪。

【剂型】本品为糖衣片或薄膜衣片，除去包衣后显棕褐色；气微，味微苦。

【规格】薄膜衣片每片重 0.36 克；薄膜衣片每片重 0.70 克；糖衣片片心重 0.35 克。

【用法用量】口服，0.36 克重薄膜衣片、糖衣片 1 次 8 片，0.70 克重薄膜衣片一次 4 片，1 日 3 次。

【功用主治】清热利尿，补气健脾。用于湿热内蕴兼气虚所致的水肿，症见浮肿、腰痛、乏力、小便不利；也适用于慢性肾炎见上述证候者。

【注意事项】服药期间忌服激素、环磷酰胺、氮芥等药物。

肾炎康复片

【药物组成】西洋参、人参、地黄、杜仲、山药、白花蛇舌草、黑豆、土茯苓、益母草、丹参、泽泻、白茅根、桔梗。

【剂型】本品为糖衣片或薄膜衣片，除去包衣后显黄棕色；味甘、淡。

【规格】糖衣片片心重 0.3 克；薄膜衣片每片重 0.48 克。

【用法用量】口服，糖衣片一次 8 片，薄膜衣片一次 5 片，一日 3 次；小儿酌减或遵医嘱。

【功用主治】益气养阴，补肾健脾，清除余毒。主治慢性肾小球肾炎属于气阴两虚、脾肾不足、毒热未清证者，表现为神疲乏力、腰酸腿软、面浮脚肿、头晕耳鸣、蛋白尿、血尿等。

【注意事项】服药期间忌辛、辣、肥甘等刺激性食物；禁房事。

肾炎解热片

【药物组成】白茅根、连翘、荆芥、炒苦杏仁、陈皮、大腹皮、盐泽泻、茯苓、桂枝、车前子、赤小豆、石膏、蒲公英、蝉蜕。

【剂型】本品为糖衣片，除去糖衣后显深棕色；味甘、微苦。

【规格】每片重 0.32 克。

【用法用量】口服，一次 4～5 片，一日 3 次。

【功用主治】疏风解热，宣肺利水。用于风热犯肺所致的水肿，症见发热恶寒、头面水肿、咽喉干痛、肢体酸痛、小便短赤、舌苔薄黄、脉浮数；也适用于急性肾炎见上述证候者。

【注意事项】应按推荐剂量服用；应餐后服用，可减少胃肠道刺激。

济生肾气丸

【药物组成】熟地黄、山茱萸、牡丹皮、山药、茯苓、泽泻、肉桂、附子、牛膝、车前子。

【剂型】本品为棕褐色至黑褐色的大蜜丸；味酸而微甘、苦。

【规格】每丸重9克。

【用法用量】口服，一次1丸，一日2~3次。

【功用主治】温肾化气，利水消肿。用于肾虚水肿，腰膝酸重，小便不利，痰饮喘咳。

【注意事项】凡阴虚火旺、有实火、津伤或表邪未解者均禁用。

五苓散

【药物组成】茯苓、泽泻、猪苓、肉桂、炒白术。

【剂型】本品为淡黄色的粉末；气微香，味微辛。

【规格】每袋装6克；每袋装9克。

【用法用量】口服，一次6~9克，一日2次。

【功用主治】温阳化气，利湿行水。用于阳不化气、水湿内停所致的水肿，症见小便不利、水肿腹胀、呕逆泄泻、渴不思饮。

【注意事项】肾亏脾损小便已利者不用本药；温病高热伤津者慎用；属于阴虚津液不足者不用。

益肾化湿颗粒

【药物组成】人参、黄芪、白术、茯苓、泽泻、清半夏、羌活、独活、防风、柴胡、黄连、白芍、陈皮、炙甘草、生姜、大枣。

【剂型】本品为棕褐色的颗粒；味苦。

【规格】每袋装 10 克。

【用法用量】开水冲服，一次 1 袋，一日 3 次。2 个月为 1 个疗程。

【功用主治】升阳补脾，益肾化湿，利水消肿。用于慢性肾小球肾炎（肾功能：SCr＜2mg/dL）脾虚湿盛证出现的蛋白尿，兼见水肿、疲倦乏力、畏寒肢冷、纳少。

【注意事项】服药期间忌食辛辣刺激食物；个别患者用药后出现口干、口苦等；合并感染者，应加用抗感染药物；合并高血压者，应加用降压药物；阴虚火旺者慎用本药。

第六章

泌尿系统疾病的中成药速查

第一节　尿频、尿失禁

复方石韦片

【药物组成】石韦、萹蓄、苦参、黄芪。

【剂型】本品为糖衣片或薄膜衣片，除去包衣后显棕黄色至棕褐色；味苦。

【规格】糖衣片片心重0.4克；薄膜衣片每片重0.4克。

【用法用量】口服，一次5片，一日3次，15天为1个疗程，可连服2个疗程。

【功用主治】清热燥湿，利尿通淋。用于小便不利、尿频、尿急、尿痛、下肢水肿等症；也可用于急慢性肾小球肾炎、肾盂肾炎、膀胱炎、尿道炎见有上述证候者。

【注意事项】有高血压病、心脏病、糖尿病、肝病等慢性病且严重者应在医师指导下服用。

导赤丸

【药物组成】黄连、栀子、黄芩、连翘、木通、大黄、玄参、赤芍、滑石、天花粉。

【剂型】本品为黑褐色的水蜜丸或大蜜丸；味甘、苦。

【规格】水蜜丸每10粒重1克；大蜜丸每丸重3克。

【用法用量】口服，水蜜丸一次2克，大蜜丸一次1丸，一日2次；1周岁以内小儿酌减。

【功用主治】清热泻火，利尿通便。用于火热内盛所致的口舌生疮、咽喉疼痛、心胸烦热、小便短赤、大便秘结。

【注意事项】有高血压病、心脏病、肝病、糖尿病等慢性病且严重者应在医师指导下服用；服药后大便次数增多且不成形者，应酌情减量。

尿感宁颗粒

【药物组成】海金沙藤、连钱草、凤尾草、紫花地丁、葎草。

【剂型】本品为黄棕色至棕褐色的颗粒；味甜、微苦。

【规格】每包装15克。

【用法用量】开水冲服，一次15克，一日3～4次。

【功用主治】清热解毒，通淋利尿。用于膀胱湿热所致淋证，症见尿频、尿急、尿道涩痛、尿色偏黄、小便淋沥不尽等；也适用于急、慢性尿路感染见上述证候者。

【注意事项】请将此药品放在儿童不能接触的地方。

第二节　慢性肾盂肾炎

八正合剂

【药物组成】川木通、车前子、灯心草、萹蓄、瞿麦、滑石、栀子、大黄、甘草。

【剂型】本品为棕褐色的液体；味苦、微甜。

【规格】每瓶装 100 毫升；每瓶装 120 毫升；每瓶装 200 毫升。

【用法用量】口服，一次 15～20 毫升，一日 3 次；用时摇匀。

【功用主治】清热，利尿，通淋。用于湿热下注，小便短赤，淋沥涩痛，口燥咽干。

【注意事项】有心脏病、肝病、糖尿病等慢性病且严重者应在医师指导下服用；小儿、哺乳期妇女、年老体弱者，应在医师指导下服用。

三金片

【药物组成】金樱根、菝葜、羊开口、金沙藤、积雪草。

【剂型】本品为薄膜衣片，除去包衣后显棕色至黑褐色；味酸、涩、微苦。

【规格】每片重 0.29 克。

【用法用量】口服。慢性非细菌性前列腺炎：一次 3 片，一日 3 次，疗程为 4 周。其他适应证：一次 3 片，一日 3～

4 次。

【功用主治】清热解毒，利湿通淋，益肾。用于下焦湿热所致的热淋、小便短赤、淋沥涩痛；急慢性肾盂肾炎、膀胱炎、尿路感染见上述证候者；慢性非细菌性前列腺炎肾虚湿热下注证。

【注意事项】孕妇禁用；有高血压病、心脏病、糖尿病、肝病等慢性病且严重者应在医师指导下服用。

银蒲解毒片

【药物组成】金银花、蒲公英、野菊花、紫花地丁、夏枯草。

【剂型】本品为糖衣片，除去糖衣后显棕褐色；味苦、涩。

【规格】糖衣片片心重 0.35 克。

【用法用量】口服，一次 4～5 片，一日 3～4 次；小儿酌减。

【功用主治】清热解毒。用于风热型急性咽炎，症见咽痛、充血、咽干或具灼热感、舌苔薄黄等。湿热型肾盂肾炎，症见尿频短急、灼热疼痛、头身疼痛、小腹坠胀、肾区叩击痛等。

【注意事项】偶有轻度腹泻，停药即止。

归芍地黄丸

【药物组成】当归、白芍、熟地黄、山茱萸、牡丹皮、山药、茯苓、泽泻。

【剂型】本品为黑褐色的大蜜丸；味甜、微酸。

【规格】每丸重 9 克。

【用法用量】口服，一次 1 丸，一日 2～3 次。

【功用主治】滋肝肾，补阴血，清虚热。用于肝肾两亏，阴虚血少，头晕目眩，耳鸣咽干，午后潮热，腰腿酸痛，脚跟疼痛。

【注意事项】忌不易消化食物；感冒发热患者不宜服用；有高血压病、心脏病、肝病、糖尿病等慢性疾病且严重者应在医师指导下服用。

麦味地黄丸

【药物组成】麦冬、五味子、熟地黄、山茱萸肉、牡丹皮、山药、茯苓、泽泻。

【剂型】本品为棕褐色的水蜜丸、黑褐色的小蜜丸或大蜜丸；味微甜而酸。

【规格】水蜜丸每袋装 6 克；小蜜丸每袋装 9 克；大蜜丸每丸重 9 克。

【用法用量】口服，水蜜丸一次 6 克，小蜜丸一次 9 克，大蜜丸一次 1 丸，一日 2 次。

【功用主治】滋肾养肺。用于肺肾阴亏，潮热盗汗，咽干咯血，眩晕耳鸣，腰膝酸软，消渴。

【注意事项】感冒发热患者不宜服用；服药期间忌不易消化食物；儿童、孕妇、哺乳期妇女以及有高血压病、心脏病、肝病、糖尿病、肾病等慢性病且严重者应在医师指导下服用；服药 4 周无缓解者，应去医院就诊；如正在使用其他药品，服用本品前请咨询医师或药师。

青娥丸

【药物组成】杜仲、补骨脂、核桃仁、大蒜。

【剂型】本品为棕褐色至黑褐色的大蜜丸；气微香，味苦、甘而辛。

【规格】每丸重9克。

【用法用量】口服，一次1丸，一日2～3次。

【功用主治】补肾强腰。用于肾虚腰痛，起坐不利，膝软乏力。

【注意事项】忌不易消化食物；治疗期间宜节制房事；感冒发热患者不宜服用；湿热或寒湿痹阻及外伤腰痛者不适用；有高血压病、心脏病、肝病、糖尿病等慢性病且严重者应在医师指导下服用；儿童、孕妇、哺乳期妇女应在医师指导下服用。

无比山药丸

【药物组成】山药、熟地黄、杜仲、肉苁蓉、山茱萸、茯苓、菟丝子、巴戟天、泽泻、牛膝、五味子、煅赤石脂。

【剂型】本品为褐色的水蜜丸；气微香，味甘、微苦。

【规格】每40丸重3克。

【用法用量】口服，一次9克，一日2次。

【功用主治】健脾补肾。用于脾肾两虚，食少肌瘦，腰膝酸软，目眩耳鸣。

【注意事项】孕妇慎用；外感或实热内盛者不宜服用；本药宜饭前服用；服用本药期间忌油腻食物；服药2周或服药期间症状未明显改善，或症状加重者，应立即停药并到医院就诊；如正在使用其他药品，使用本药前应咨询医师或药师。

第三节　泌尿系统结石

一、下焦湿热型

荡石胶囊

【药物组成】苘麻子、石韦、海浮石、蛤壳、茯苓、小蓟、玄明粉、牛膝、甘草。

【剂型】本品为硬胶囊，内容物为棕色的颗粒；气微香，味微咸。

【规格】每粒装 0.3 克。

【用法用量】口服，一次 6 粒，一日 3 次。

【功用主治】清热利尿，通淋排石。用于肾结石，输尿管、膀胱等泌尿系统结石。

【注意事项】孕妇忌服；如正在使用其他药品，服用本药前请咨询医师或药师。

复方金钱草颗粒

【药物组成】广金钱草、车前草、光石韦、玉米须。

【剂型】规格（1）：本品为棕黄色至棕褐色的颗粒；气香，味甜。规格（2）：本品为棕色至棕褐色的颗粒；气香，味微甜。

【规格】规格（1）每袋装 10 克；规格（2）每袋装 3 克（无蔗糖）。

【用法用量】开水冲服，一次 1～2 袋，一日 3 次。

【功用主治】清热利湿，通淋排石。用于湿热下注所致的热淋、石淋，症见尿频、尿急、尿痛、腰痛；也适用于泌尿系结石、尿路感染见上述证候者。

【注意事项】服药期间，忌辛辣、刺激性食物；如正在使用其他药品，服用本药前请咨询医师或药师。

二、气滞血瘀型

泌石通胶囊

【药物组成】槲叶干浸膏，滑石粉。

【剂型】本品为硬胶囊，内容物为棕灰色粉末，手捻有滑腻感；味苦、涩。

【规格】每粒装 0.45 克。

【用法用量】口服，一次 2 粒，一日 3 次。

【功用主治】清热利湿，行气化瘀。用于气滞血瘀型及湿热下注型肾结石或输尿管结石，适用于结石在 1.0 厘米以下者。

【注意事项】孕妇慎用；出现胃脘不适、头眩、血压升高者应停药。

第四节　癃　　闭

男康片

【药物组成】白花蛇舌草、赤芍、熟地黄、肉苁蓉、炙甘草、蒲公英、鹿衔草、败酱草、黄柏、红花、鱼腥草、淫羊藿、覆盆子、白术、黄芪、菟丝子、紫花地丁、野菊花、当归。

【剂型】本品为糖衣片或薄膜衣片，除去包衣后显棕色至棕褐色；味微酸。

【规格】糖衣片片心重 0.32 克；薄膜衣片每片重 0.33 克。

【用法用量】口服，一次 4～5 片，一日 3 次；或遵医嘱。

【功用主治】补肾益精，活血化瘀，利湿解毒。用于肾精亏损、瘀血阻滞、湿热蕴结引起的慢性前列腺炎。

【注意事项】脾胃虚寒者、年老体弱者慎用；肝郁气滞、膀胱气化不行之淋证者不宜。

前列通片

【药物组成】王不留行、黄芪、车前子、黄柏、两头尖、蒲公英、泽兰、琥珀、肉桂油、八角茴香油。

【剂型】本品为薄膜衣片，除去包衣后显浅褐色至褐色；气芳香，味微苦。

【规格】每片重 0.34 克。

【用法用量】口服，一次 6 片，一日 3 次。30～45 天为 1 个疗程。

【功用主治】清热利湿，祛瘀通淋。用于湿热瘀阻所致的癃闭、淋证，症见尿频、尿急、尿痛、尿后余沥、尿短赤、排尿困难、淋沥不畅、小腹胀满、会阴疼痛；也适用于慢性前列腺炎、前列腺增生见上述证候者。

【注意事项】前列腺增生出现严重尿潴留，非手术不能解除者，非本品所宜。

前列舒丸

【药物组成】熟地黄、薏苡仁、冬瓜子、山茱萸、山药、牡丹皮、苍术、桃仁、泽泻、茯苓、桂枝、附子、韭菜子、淫羊藿、甘草。

【剂型】本品为棕黑色的水蜜丸或大蜜丸；气微，味甘、酸。

【规格】水蜜丸每 10 丸重 3 克；大蜜丸每丸重 9 克。

【用法用量】口服，水蜜丸一次 6～12 克，大蜜丸一次 1～2 丸，一日 3 次；或遵医嘱。

【功用主治】扶正固本，滋阴益肾，利尿。用于尿频，尿急，尿滴沥，血尿；也适用于慢性前列腺炎、前列腺增生见上述证候者。

【注意事项】尿闭不通者不宜用本药。

普乐安胶囊

【药物组成】油菜花花粉。

【剂型】本品为胶囊剂，内容物为黄色或棕黄色的颗粒；气微，味甜、微涩。

【规格】每粒装 0.375 克。

【用法用量】口服，一次 4～6 粒，一日 3 次。1 个月为 1 个疗程。

【功用主治】补肾固本。用于肾气不固所致的腰膝酸软、尿后余沥或失禁；也适用于慢性前列腺炎、前列腺增生见上述证候者。

【注意事项】感冒发热患者不宜服用；本品宜饭前服用；有高血压病、心脏病、肝病、糖尿病等慢性病患者应在医师指导下服用。

癃闭舒胶囊

【药物组成】补骨脂、益母草、金钱草、海金沙、琥珀、山慈菇。

【剂型】本品为胶囊剂，内容物为棕黄色至棕色的粉末；味微苦。

【规格】每粒装0.3克。

【用法用量】口服，一次3粒，一日2次。20日为1个疗程。可长期服用。

【功用主治】温肾化气，清热通淋，活血化瘀，散结止痛。用于肾气不足、湿热瘀阻所致的癃闭，症见尿频、尿急、尿赤、尿痛、尿细如线、小腹拘急痛、腰膝酸软；也适用于前列腺增生见上述证候者。

【注意事项】个别患者服药后有轻微的口渴感、胃部不适、轻度腹泻等，不影响继续服药。

癃清片

【药物组成】泽泻、车前子、败酱草、金银花、牡丹皮、白花蛇舌草、赤芍、仙鹤草、黄连、黄柏。

【剂型】本品为棕褐色的片；气芳香，味微苦。

【规格】每片重0.6克。

【用法用量】口服，一次8片，一日3次。

【功用主治】清热解毒，凉血通淋。用于热淋所致的尿频、尿急、尿痛、尿短、腰痛、小腹坠胀等；亦适用于慢性前列腺炎湿热蕴结兼瘀血证，症见小便频急、尿后余沥不尽、尿道灼热等。

【注意事项】体虚胃寒者不宜服用。

舒泌通胶囊

【药物组成】川木通、钩藤、野菊花、金钱草。

【剂型】本品为硬胶囊，内容物为棕色至黑褐色的粉末；气微，味微苦、涩。

【规格】每粒装 0.35 克。

【用法用量】口服，一次 2～4 粒，一日 3 次。

【功用主治】清热解毒，利尿通淋，软坚散结。用于湿热蕴结所致癃闭、小便量少、热赤不爽；也适用于前列腺肥大见上述证候者。

【注意事项】服药期间忌食酸、冷和辛辣食品；服药后腹泻者可适当减量；孕妇慎服。

尿塞通片

【药物组成】丹参、泽兰、桃仁、红花、赤芍、白芷、陈皮、泽泻、王不留行、败酱草、川楝子、盐小茴香、盐关黄柏。

【剂型】本品为糖衣片或薄膜衣片，除去包衣后显深褐色；气香，味苦。

【规格】薄膜衣片每片重 0.36 克；糖衣片片心重 0.35 克。

【用法用量】口服，一次 4～6 片，一日 3 次。

【功用主治】理气活血，通淋散结。用于气滞血瘀，下焦湿热所致的轻、中度癃闭，症见排尿不畅、尿流变细、尿频、尿急；也适用于前列腺增生见上述证候者。

【注意事项】孕妇禁用。

第七章

神经系统疾病的中成药速查

第一节　失眠、神经衰弱、头晕

柏子养心丸

具体内容见第四章第三节下的"柏子养心丸"。

安神补心丸

【药物组成】丹参、五味子、石菖蒲、安神膏。

【剂型】本品为棕褐色的浓缩水丸，或包糖衣的浓缩水丸，除去糖衣后显棕褐色；味涩、微酸。

【规格】每15丸重2克。

【用法用量】口服，一次15丸，一日3次。

【功用主治】养心安神。用于阴血不足引起的心悸失眠、头晕耳鸣。

【注意事项】服药期间忌生气恼怒；感冒发热患者不宜服用；有高血压病、心脏病、肝病、糖尿病、肾病等慢性病且严重者应在医师指导下服用。

加味逍遥丸

【药物组成】柴胡、当归、白芍、白术、茯苓、甘草、牡丹皮、栀子、薄荷。

【剂型】本品为黄棕色的水丸；味甜。

【规格】每 100 丸重 6 克。

【用法用量】口服，一次 6 克，一日 2 次。

【功用主治】舒肝清热，健脾养血。用于肝郁血虚，肝脾不和，两胁胀痛，头晕目眩，倦怠食少，月经不调，脐腹胀痛等。

【注意事项】孕妇慎服；忌气恼、劳碌；经期延长，月经量过多合并贫血者，应在医师指导下服用；青春期少女及更年期妇女应在医师指导下服药；脾胃虚寒者不宜用。

解郁安神颗粒

【药物组成】柴胡、郁金、栀子、胆南星、茯苓、石菖蒲、远志、百合、酸枣仁、龙齿、浮小麦、炙甘草、大枣、半夏、当归、白术。

【剂型】本品为棕褐色的颗粒；气微腥，味甜、微苦。

【规格】每袋装 5 克。

【用法用量】开水冲服，一次 5 克，一日 2 次。

【功用主治】舒肝解郁，安神定志。用于情志不舒、肝郁气滞所致的心烦、焦虑、失眠、健忘；也适用于神经官能症、更年期综合征见上述证候者。

【注意事项】孕妇、哺乳期妇女禁用；火郁证者不适用；有高血压病、心脏病、糖尿病、肝病、肾病等慢性病且严重者应在医师指导下服用。

活力苏口服液

【药物组成】制何首乌、枸杞子、黄精、黄芪、淫羊藿、丹参。

【剂型】本品为棕黄色至棕色的液体；味甜、微涩。

【规格】每支装 10 毫升。

【用法用量】口服，一次 10 毫升，一日 1 次，睡前服。3 个月为 1 个疗程。

【功用主治】益气补血，滋养肝肾。用于年老体弱，精神萎靡，失眠健忘，眼花耳聋，脱发或头发早白属气血不足，肝肾亏虚者。

【注意事项】外感或实热内盛者不宜服用；本品宜饭前服用；孕妇、高血压病患者、糖尿病患者应在医师指导下服用。

益脑片

【药物组成】龟甲胶、远志、龙骨、灵芝、五味子、麦冬、石菖蒲、党参、人参、茯苓。

【剂型】本品为薄膜衣片，除去包衣后显棕色至棕褐色；味微苦、甘。

【规格】每片重 0.3 克。

【用法用量】口服，一次 3 片，一日 3 次。

【功用主治】补气养阴，滋肾健脑，益智安神。用于心肝肾不足、气阴两虚所致的体倦头晕、失眠多梦、记忆力减退；也适用于神经衰弱、脑动脉硬化见上述证候者。

【注意事项】外感发热患者忌服；服本药时不宜同时服用藜芦、五灵脂、皂荚或其制剂；不宜喝茶和吃萝卜，以免影响药力；本品宜餐后服用；服用本药1周后症状未见改善或加重者，应到医院就诊；如正在使用其他药品，使用本药前应咨询医师或药师。

西汉养生口服液（滋肾健脑液）

【药物组成】覆盆子、菟丝子、枸杞子、金樱子、女贞子、黄芪、丹参、白芍、炙甘草、制何首乌、淫羊藿、肉桂。

【剂型】本品为深棕红色的液体，久置有少量沉淀；气香，味甜、微苦。

【规格】每支装10毫升。

【用法用量】口服，一次10毫升，一日2次。

【功用主治】滋补肝肾，健脑安神。用于肝肾亏损所致的头晕头昏、健忘失眠、腰膝酸软、夜尿频多。

【注意事项】凡阳亢火旺者不宜使用本药；本药久置稍有沉淀，可摇匀后服用，不影响疗效。

参芪五味子颗粒

【药物组成】南五味子、党参、黄芪、炒酸枣仁。

【剂型】本品为棕色至棕褐色的颗粒；味甜，微酸或味苦、微酸（无蔗糖）。

【规格】每袋装3克。

【用法用量】开水冲服，一次3～5克，一日3次。

【功用主治】健脾益气，宁心安神。用于气血不足、心脾两虚所致的失眠、多梦、健忘、乏力、心悸、气短、自汗。

【注意事项】孕妇慎用；如正在使用其他药品，使用本药前应咨询医师或药师。

舒肝解郁胶囊

【药物组成】贯叶金丝桃、刺五加。

【剂型】本品为硬胶囊，内容物为棕褐色至褐色的粉末；气香，味微苦。

【规格】每粒装 0.36 克。

【用法用量】口服，一次 2 粒，一日 2 次，早晚各一次。6 周为 1 个疗程。

【功用主治】舒肝解郁，健脾安神。用于轻、中度单相抑郁症属肝郁脾虚证者，症见情绪低落、兴趣下降、迟滞、失眠、多梦、紧张不安、急躁易怒、食少纳呆、胸闷、乏力、多汗、疼痛、舌苔白或腻、脉弦或细。

【注意事项】偶见恶心呕吐、口干、头痛、头昏或晕厥、失眠、食欲减退或厌食、腹泻、便秘、视物模糊、皮疹、心慌、ALT 轻度升高；肝功能不全的患者慎用。

乌灵胶囊

【药物组成】乌灵菌粉。

【剂型】本品为硬胶囊，内容物为浅棕色至棕色的粉末；气特异，味甘、淡。

【规格】每粒装 0.33 克。

【用法用量】口服，一次 3 粒，一日 3 次。

【功用主治】补肾健脑，养心安神。用于心肾不交、神经衰弱所致的失眠、健忘、心悸心烦、神疲乏力、腰膝酸软、头晕耳鸣、少气懒言、脉细或沉无力。

【注意事项】服药期间忌生气、恼怒；忌烟酒及辛辣、油腻食物；孕妇慎用；有高血压病、心脏病、糖尿病、肝病、肾病等慢性病且严重者及儿童、年老体弱者应在医师指导下服用。

健脑补肾丸

【药物组成】红参、鹿茸、狗鞭、肉桂、金牛草、炒牛蒡子、金樱子、杜仲炭、川牛膝、金银花、连翘、蝉蜕、山药、制远志、炒酸枣仁、砂仁、当归、煅龙骨、煅牡蛎、茯苓、炒白术、桂枝、甘草、豆蔻、酒白芍。

【剂型】本品为朱红色的包衣水丸或红色的薄膜衣水丸，除去包衣后显棕褐色；气微，味微甜。

【规格】薄膜衣丸每15丸重1.85克；红氧化铁包衣丸每15丸丸心重1.7克。

【用法用量】口服，用淡盐水或温开水送服，一次15丸，一日2次。

【功用主治】健脑补肾，益气健脾，安神定志。用于脾肾两虚所致的健忘、失眠、头晕目眩、耳鸣、心悸、腰膝酸软、遗精；也适用于神经衰弱和性功能障碍见上述证候者。

【注意事项】孕妇忌服；服药期间，忌食生冷食物。

第二节 头 痛

川芎茶调散

【药物组成】薄荷、川芎、荆芥、羌活、白芷、防风、细辛、炙甘草。

【剂型】本品为黄棕色的粉末；气香，味辛、微苦。

【规格】每袋装 6 克。

【用法用量】饭后清茶冲服，一次 3～6 克，一日 2 次。

【功用主治】疏风止痛。用于外感风邪所致的头痛，或有恶寒、发热、鼻塞。

【注意事项】久痛气虚、血虚，或因肝肾不足，阳气亢盛之头痛不宜应用；素有较严重慢性病史者，应在医师指导下服药；孕妇慎用。

牛黄上清片

【药物组成】人工牛黄、薄荷、菊花、荆芥穗、白芷、川芎、栀子、黄连、黄柏、黄芩、大黄、连翘、赤芍、当归、地黄、桔梗、甘草、石膏、冰片、滑石粉。

【剂型】本品为糖衣片或薄膜衣片，除去包衣后显棕褐色至黑褐色；气微香，味凉、苦。

【规格】糖衣片基片重 0.25 克；薄膜衣片每片重 0.265 克。

【用法用量】口服，一次 4 片，一日 2 次。

【功用主治】清热泻火，散风止痛。用于热毒内盛、风火上攻所致的头痛眩晕、目赤耳鸣、咽喉肿痛、口舌生疮、牙龈肿痛、大便燥结。

【注意事项】孕妇、哺乳期妇女及脾胃虚寒者慎用；小儿、年老体弱者、便溏软者，以及有心律失常、心脏病、肝病、肾病等慢性病且严重者，或正在接受其他治疗的患者应在医师指导下服用。

全天麻胶囊

【药物组成】天麻。

【剂型】本品为胶囊剂，内容物为黄白色至黄棕色的细粉或颗粒；气微，味甘。

【规格】每粒装 0.5 克。

【用法用量】口服，一次 2～6 粒，一日 3 次。

【功用主治】平肝，息风，止痉。用于头痛眩晕，肢体麻木，小儿惊风，癫痫抽搐，破伤风。

【注意事项】有高血压病、心脏病、肝病、糖尿病、肾病等慢性病且严重者应在医师指导下服用；儿童、孕妇、哺乳期妇女、年老体弱者应在医师指导下服用。

天麻首乌片

【药物组成】天麻、白芷、何首乌、熟地黄、丹参、川芎、当归、制蒺藜、桑叶、墨旱莲、女贞子、白芍、黄精、甘草。

【剂型】本品为糖衣片或薄膜衣片，除去包衣后显棕褐色；气香，味微苦。

【规格】每片重 0.25 克。

【用法用量】口服，一次 6 片，一日 3 次。

【功用主治】养血息风、滋补肝肾。用于肝肾阴虚所致的头痛，头晕，目眩，口苦咽干，舌红少苔，脉弦，视力、听力减退，腰酸乏力，脱发，白发；也适用于脑动脉硬化、早期高血压病、血管神经性头痛、脂溢性脱发等见以上证候者。

【注意事项】孕妇忌用。

正天丸

【药物组成】钩藤、白芍、川芎、当归、地黄、白芷、防风、羌活、桃仁、红花、细辛、独活、麻黄、附子、鸡血藤。

【剂型】本品为黑色的水丸；气微香，味微苦。

【规格】每10粒重1克。

【用法用量】饭后服用，一次6克，一日2~3次，15天为1个疗程。

【功用主治】疏风活血，养血平肝，通络止痛。用于外感风邪、瘀血阻络、血虚失养、肝阳上亢引起的偏头痛、紧张性头痛、神经性头痛、颈椎病型头痛、经前头痛。

【注意事项】婴幼儿、孕妇、哺乳期妇女禁用；肝肾功能不全者禁服；用药期间注意监测血压、心律情况。

复方羊角片

【药物组成】山羊角、川芎、白芷、制川乌。

【剂型】本品为糖衣片或薄膜衣片，除去包衣后显黄褐色至棕褐色；味微涩。

【规格】薄膜衣片每片重0.32克；糖衣片片心重0.31克；糖衣片片心重0.35克。

【用法用量】口服，一次5片，一日3次。

【功用主治】平肝熄风，通络止痛。用于肝风上扰、瘀血阻络所致的偏头痛、紧张性头痛。

【注意事项】孕妇慎服。

养血清脑颗粒

【药物组成】当归、川芎、白芍、熟地黄、钩藤、鸡血藤、夏枯草、决明子、珍珠母、延胡索、细辛。

【剂型】本品为淡棕黄色至棕色的颗粒；味微甜。

【规格】每袋装 4 克。

【用法用量】口服，一次 1 袋，一日 3 次。

【功用主治】养血平肝，活血通络。用于血虚肝旺所致头痛眩晕、心烦易怒、失眠多梦等。

【注意事项】孕妇忌服。服药期间忌烟、酒及辛辣、油腻食物；低血压者慎服；有肝病、肾病、糖尿病等慢性病且严重者及儿童、哺乳期妇女、年老体弱者应在医师指导下服用。

第三节　偏　头　痛

清眩丸

【药物组成】川芎、白芷、薄荷、荆芥穗、石膏。

【剂型】本品为黑褐色的小蜜丸或大蜜丸；气微香，味微甜而后辛，性凉。

【规格】小蜜丸每 100 丸重 20 克；大蜜丸每丸重 6 克。

【用法用量】口服，小蜜丸一次 6～12 克，大蜜丸一次 1～2 丸，一日 2 次。

【功用主治】散风清热。用于风热头晕目眩，偏正头痛，鼻塞牙痛。

【注意事项】阴虚阳亢者不宜服；有肝脏疾病、肾脏疾病或其他较严重的慢性病及孕妇应在医师指导下服用；长期服用或服用无效者应向医师咨询。

七叶神安片

【药物组成】三七叶总皂苷。

【剂型】本品为糖衣片或薄膜衣片，除去包衣后显浅黄色至棕黄色；味苦、微甜。

【规格】每片含三七叶总皂苷 50 毫克；100 毫克。

【用法用量】口服，一次 50～100 毫克，一日 3 次，饭后服；或遵医嘱。

【功用主治】益气安神，活血止痛。用于心气不足、心血瘀阻所致的心悸、失眠、胸痛、胸闷，对治疗偏头痛有一定功效。

【注意事项】服药期间忌烟、酒及辛辣、油腻食物；忌生气恼怒；感冒发热患者不宜服用本药；有高血压病、心脏病、肝病、糖尿病、肾病等慢性病且严重者及儿童、孕妇、哺乳期妇女、年老体弱者应在医师指导下服用。

天麻头痛片

【药物组成】天麻、白芷、川芎、荆芥、当归、乳香。

【剂型】本品为糖衣片或薄膜衣片，除去包衣后显浅棕色至棕色；气微香，味微辛、苦。

【规格】薄膜衣片每片重 0.31 克；薄膜衣片每片重 0.62 克；糖衣片片心重 0.3 克。

【用法用量】口服，薄膜衣片（0.62 克）一次 2～3 片，薄膜衣片（0.31 克）、糖衣片一次 4～6 片，一日 3 次。

【功用主治】养血祛风，散寒止痛。用于外感风寒、瘀血阻滞或血虚失养所致的偏正头痛、恶寒、鼻塞。

【注意事项】孕妇慎用；有高血压病、心脏病、肝病、肾病等慢性病且严重者及能明确诊断的头痛属外伤后遗症者、血虚及血瘀头痛者均应在医师指导下服用。

芎菊上清丸

【药物组成】川芎、菊花、黄芩、白芷、栀子、炒蔓荆子、黄连、薄荷、连翘、荆芥穗、羌活、藁本、桔梗、防风、甘草。

【剂型】本品为棕黄色至棕黑色的大蜜丸；味甘、微苦。

【规格】每丸重 9 克。

【用法用量】口服，一次 1 丸，一日 2 次。

【功用主治】清热解表，散风止痛。用于外感风邪引起的恶风身热、偏正头痛、鼻流清涕、牙痛喉痛。

【注意事项】体虚者慎用。

第四节　自汗、盗汗

一、肺卫不固

玉屏风口服液

具体内容见第三章第三节下的"玉屏风口服液"。

复芪止汗颗粒

【药物组成】黄芪、党参、麻黄根、炒白术、煅牡蛎、五味子（蒸）。

【剂型】本品为黄棕色的颗粒；味甜。

【规格】每袋装 20 克。

【用法用量】开水冲服。儿童：5 岁以下一次 1 袋，一日 2 次；5～12 岁一次 1 袋，一日 3 次。成人：一次 2 袋，一日 2 次。

【功用主治】益气，固表，敛汗。用于气虚不固，多汗，倦怠，乏力。

【注意事项】佝偻病、结核病、甲状腺功能亢进症、更年期综合征等患者，服用本品同时应进行病因治疗。

二、气阴两虚

十味消渴胶囊

【药物组成】天花粉、乌梅肉、枇杷叶、麦冬、五味子、瓜蒌、人参、黄芪、粉葛、檀香。

【剂型】本品为硬胶囊，内容物为棕色至棕褐色的颗粒和粉末；气香，味酸。

【规格】每粒装 0.44 克。

【用法用量】口服，一次 6 粒，一日 3 次。

【功用主治】益气养阴，生津止渴。用于消渴病气阴两虚证，症见口渴喜饮、自汗盗汗、倦怠乏力、五心烦热；也适用于 2 型糖尿病见上述证候者。

【注意事项】孕妇慎用；血糖较高者宜注意与西药降糖药配合使用。

五黄养阴颗粒

【药物组成】黄连、红芪、地黄、姜黄、黄芩。

【剂型】本品为棕褐色的颗粒；味微甜、微苦。

【规格】每袋装 6 克。

【用法用量】开水冲服，一次 1 袋，一日 3 次。

【功用主治】燥湿化痰，益气养阴。用于消渴病属痰湿内滞、气阴两虚证，症见口渴喜饮、多食善饥、尿频尿多、头身困重、呕恶痰涎、倦怠乏力、气短懒言、自汗盗汗、心悸失眠、形体肥胖、咽燥口干、心烦畏热、溲赤便秘。

【注意事项】个别患者偶见口苦、胃痛、腹泻。

第五节　三叉神经痛

元胡止痛片

【药物组成】醋延胡索、白芷。

【剂型】本品为糖衣片或薄膜衣片，除去包衣后显棕黄色至棕褐色；气香，味苦。

【规格】薄膜衣片每片重 0.26 克；薄膜衣片每片重 0.31 克；糖衣片片心重 0.25 克；糖衣片片心重 0.3 克。

【用法用量】口服，一次 4～6 片，一日 3 次；或遵医嘱。

【功用主治】理气，活血，止痛。用于气滞血瘀的胃痛、胁痛、头痛、三叉神经痛及痛经。

【注意事项】服药期间饮食宜清淡，忌酒及辛辣、生冷、油腻食物；忌愤怒、忧郁。

汉桃叶片

【药物组成】汉桃叶。

【剂型】本品为糖衣片或薄膜衣片，除去包衣后显棕色至棕褐色；味苦。

【规格】薄膜衣片每片重 0.33 克；糖衣片片心重 0.32 克。

【用法用量】口服，一次 3～5 片，一日 3 次。

【功用主治】祛风止痛，舒筋活络。用于三叉神经痛、坐骨神经痛、风湿关节痛。

【注意事项】请遵医嘱使用本药；如正在使用其他药品，使用本药前应咨询医师或药师。

第六节　脑　出　血

安宫牛黄丸

【药物组成】牛黄、郁金、犀角（水牛角代）、黄芩、黄连、雄黄、栀子、朱砂、冰片、麝香或人工麝香、珍珠、金箔。

【剂型】本品为黄橙色至红褐色的大蜜丸；气芳香浓郁，味微苦。

【规格】每丸重 3 克。

【用法用量】口服，一次 1 丸，一日 1 次；小儿 3 岁以内一次 1/4 丸，4～6 岁一次 1/2 丸，一日 1 次；或遵医嘱。

【功用主治】清热解毒，镇惊开窍。用于热病邪入心包，高热惊厥，神昏谵语；也适用于中风昏迷及脑炎、脑膜炎、中毒性脑病、脑出血、败血症见上述证候者。

【注意事项】寒闭神昏不得使用；孕妇慎用；本品不宜过量久服；肝肾功能不全者慎用；在治疗过程中如出现自汗畏冷、面色苍白、冷汗不止、脉微欲绝，由闭证变为脱证时，应立即停药；运动员慎用。

麝香抗栓胶囊

【药物组成】人工麝香、羚羊角、全蝎、乌梢蛇、三七、僵蚕、水蛭、川芎、天麻、大黄、红花、胆南星、鸡血藤、赤芍、粉葛、地黄、黄芪、忍冬藤、当归、络石藤、地龙、豨莶草。

【剂型】本品为胶囊剂，内容物为棕黄色的粉末；气辛，味甘。

【规格】每粒装 0.25 毫克。

【用法用量】口服，一次 4 粒，一日 3 次。

【功用主治】通络活血，醒脑散瘀。用于中风半身不遂，言语不清，手足麻痹，头昏目眩。

【注意事项】孕妇慎用。

中风回春丸

【药物组成】丹参、鸡血藤、忍冬藤、川牛膝、地龙、络石藤、伸筋草、木瓜、酒当归、酒川芎、桃仁、土鳖虫、炒苼蔚子、威灵仙、炒僵蚕、红花、全蝎、金钱白花蛇、蜈蚣。

【剂型】本品为棕色至红棕色的包衣浓缩水丸，除去包衣后显黑褐色；味苦。

【规格】每瓶装16克；每袋装1.8克。

【用法用量】温开水送服，一次1.2～1.8克，一日3次；或遵医嘱。

【功用主治】活血化瘀，舒筋通络。用于痰瘀阻络所致的中风，症见半身不遂、肢体麻木、言语謇涩、口舌歪斜。

【注意事项】脑出血急性期患者忌服。

牛黄清心丸（局方）

【药物组成】牛黄、当归、川芎、甘草、山药、黄芩、炒苦杏仁、大豆黄卷、大枣、炒白术、茯苓、桔梗、防风、柴胡、阿胶、干姜、白芍、人参、炒六神曲、肉桂、麦冬、白蔹、炒蒲黄、麝香或人工麝香、冰片、水牛角浓缩粉、羚羊角、朱砂、雄黄。

【剂型】本品为红褐色的大蜜丸或水丸；气芳香，味微甜。

【规格】大蜜丸每丸重3克；水丸每20粒重1.6克。

【用法用量】口服，大蜜丸一次1丸，水丸一次1.6克，一日1次。

【功用主治】清心化痰，镇惊祛风。用于风痰阻窍所致的头晕目眩、痰涎壅盛、神志混乱、言语不清及惊风抽搐、癫痫。

【注意事项】孕妇慎用；如正在使用其他药品，使用本药前应咨询医师或药师。

第八章

男科、妇科疾病的中成药速查

第一节　月经不调

八宝坤顺丸

【药物组成】地黄、白芍、当归、川芎、人参、白术、茯苓、甘草、益母草、黄芩、牛膝、橘红、沉香、木香、砂仁、琥珀。

【剂型】本品为黑褐色的大蜜丸；味微苦。

【规格】每丸重 9 克。

【用法用量】口服，一次 1 丸，一日 2 次。

【功用主治】补气养血，疏郁调经。用于气血不足、阴虚肝热所致的经期不准、行经腹痛、子宫虚寒、腰酸带下、胸满腹胀、倦怠食少。

【注意事项】孕妇慎用。

四物颗粒

【药物组成】当归、川芎、白芍、熟地黄。

【剂型】本品为棕黄色至棕褐色的颗粒；气芳香，味微苦、微甜。

【规格】每袋装 5 克。

【用法用量】温开水冲服，一次 5 克，一日 3 次。

【功用主治】养血调经。用于营血虚弱、瘀血内阻所致月经不调、面部皮肤色素沉着等。

【注意事项】感冒发热不宜服用；儿童、孕妇、哺乳期妇女应在医师指导下服用；有高血压病、心脏病、肝病、糖尿病、肾病等慢性病且严重者应在医师指导下服用。

女金丸

【药物组成】阿胶、白芍、白术、白薇、白芷、陈皮、赤石脂、川芎、当归、党参、茯苓、甘草、藁本、黄芩、鹿角霜、没药、牡丹皮、肉桂、砂仁、熟地黄、香附、延胡索、益母草。

【剂型】本品为棕褐色至黑棕色的水蜜丸、小蜜丸或大蜜丸；气芳香，味甜、微苦。

【规格】水蜜丸每 10 丸重 2 克；小蜜丸每 100 丸重 20 克；大蜜丸每丸重 9 克。

【用法用量】口服，水蜜丸一次 5 克，小蜜丸一次 9 克，大蜜丸一次 1 丸，一日 2 次。

【功用主治】益气养血，理气活血，止痛。用于气血两虚、气滞血瘀所致的月经不调，症见月经提前、月经错后、月经量多、神疲乏力、经行腹痛。

【注意事项】感冒发热患者不宜服用；有高血压病、心脏病、肝病、糖尿病、肾病等慢性病且严重者应在医师指导下服用；孕妇慎用；月经量多者服药后经量不减，应及时去医院就诊。

当归养血丸

【药物组成】当归、白芍、地黄、炙黄芪、阿胶、牡丹皮、香附、茯苓、杜仲、白术。

【剂型】本品为暗棕色的水蜜丸；味甜、微苦。

【规格】每10粒重1.5克。

【用法用量】口服，一次9克，一日3次。

【功用主治】养血调经。用于月经不调气血两虚型。

【注意事项】月经过多者不宜服用本药；感冒时不宜服用本药。

参茸白凤丸

【药物组成】人参、鹿茸、党参、当归、熟地黄、黄芪、白芍、川芎、延胡索、胡芦巴、续断、白术、香附、砂仁、益母草、黄芩、桑寄生、炙甘草。

【剂型】本品为棕褐色至黑色的大蜜丸；气香，味微苦、甘。

【规格】每丸重9克。

【用法用量】口服，一次1丸，一日1次。

【功用主治】益气补血，调经。用于气血不足，月经不调，经期腹痛。

【注意事项】感冒发热者忌服；有高血压病、心脏病、肝病、糖尿病、肾病等慢性病且严重者应在医师指导下服用。

益母草膏

【药物组成】益母草。

【剂型】本品为棕黑色稠厚的半流体；气微，味苦、甜。

【规格】每瓶装 120 克；每瓶装 125 克；每瓶装 250 克。

【用法用量】口服，一次 10 克，一日 1～2 次。

【功用主治】活血调经。用于血瘀所致的月经不调、产后恶露不绝，症见月经量少、淋沥不净、产后出血时间过长；也适用于产后子宫复旧不全见上述证候者。

【注意事项】孕妇禁用；气血两虚者不宜选用本药；有高血压病、心脏病、肾病、糖尿病或正在接受其他治疗的患者均应在医师指导下服用；青春期少女及更年期妇女应在医师指导下服药。

五加生化胶囊

【药物组成】刺五加浸膏、当归、川芎、桃仁、干姜、甘草。

【剂型】本品为硬胶囊，内容物为棕黄色的粉末；味微苦。

【规格】每粒装 0.4 克。

【用法用量】口服，一次 6 粒，一日 2 次，温开水送服。3 天为 1 个疗程；或遵医嘱。

【功用主治】益气养血，活血祛瘀。用于经期及人工流产术后、产后气虚血瘀所致阴道流血、血色紫暗或有血块，小腹疼痛按之不减，腰背酸痛，自汗，心悸气短，舌淡兼见瘀点，脉沉弱。

【注意事项】服药期间忌食辛辣、黏腻及生冷食品。

坤宁口服液

【药物组成】益母草、当归、赤芍、丹参、郁金、牛膝、枳壳、木香、荆芥炭、姜炭、茜草。

【剂型】本品为棕褐色的澄清液体，久置有轻微浑浊；味甘、苦、微辛。

【规格】每支装 10 毫升。

【用法用量】口服，一次 20 毫升，一日 3 次。经期或阴道出血期间服用。

【功用主治】活血行气，止血调经。用于气滞血瘀所致的妇女月经过多、经期延长。

【注意事项】急性大出血者慎用；如正在使用其他药品，使用本药前应咨询医师或药师。

妇科养荣丸

【药物组成】当归、白术、熟地黄、川芎、酒白芍、醋香附、益母草、黄芪、杜仲、艾叶（炒）、麦冬、阿胶、甘草、陈皮、茯苓、砂仁。

【剂型】本品为棕色至棕黑色的浓缩丸；味苦、辛。

【规格】每 8 丸相当于饮片 3 克。

【用法用量】口服，一次 8 丸，一日 3 次。

【功用主治】补养气血，疏肝解郁，祛瘀调经。用于气血不足，肝郁不舒，月经不调，头晕目眩，血漏血崩，贫血身弱及不孕症。

【注意事项】血栓性静脉炎、血栓栓塞疾病、脑卒中、肝肾功能不全、已知或怀疑乳房或生殖器恶性肿瘤、过期流产及妊娠期妇女禁用；治疗前应全面体检（特别是乳腺与盆腔检查）；可发生突破出血，应详细检查除外器质性疾病；有精神抑郁者慎用；如正在使用其他药品，使用本药前应咨询医师或药师。

复方益母草胶囊

【药物组成】益母草、熟地黄、当归。

【剂型】本品为硬胶囊，内容物为棕褐色的颗粒和粉末；气微香，味苦、微辛。

【规格】每粒装 0.4 克（相当于饮片 3.3 克）。

【用法用量】口服，一次 2～3 粒，一日 2 次。

【功用主治】调经活血，祛瘀生新。用于瘀血所致的月经过多、过少及经期延长，产后子宫复旧不全引起的恶露不绝。

【注意事项】孕妇禁用；月经过多者也应慎服；如正在使用其他药品，使用本药前应咨询医师或药师。

妇康宝口服液（妇康宝合剂）

【药物组成】熟地黄、川芎、白芍、艾叶、当归、甘草、阿胶。

【剂型】本品为棕褐色的黏稠液体；气微香，味甜。

【规格】每支装 10 毫升。

【用法用量】口服，一次 10 毫升，一日 2 次。

【功用主治】补血，调经，止血。用于面色萎黄，头晕乏力，月经错后，量多色淡，经期延长。

【注意事项】孕妇慎用；服药期间，忌食生冷饮食；本药时不宜与感冒药同时服用；月经量多，服药 3 天症状无改善者，应向医师咨询；有内科疾病，或正在接受其他治疗者，均应在医师指导下服用；如正在使用其他药品，使用本药前应咨询医师或药师。

少腹逐瘀丸

【药物组成】当归、蒲黄、五灵脂（醋炒）、赤芍、小茴香（盐炒）、延胡索（醋制）、没药（炒）、川芎、肉桂、炮姜。

【剂型】本品为棕黑色的大蜜丸；气芳香，味辛、苦。

【规格】每丸重9克。

【用法用量】温黄酒或温开水送服，一次1丸，一日2～3次。

【功用主治】温经活血，散寒止痛。用于寒凝血瘀所致的月经后期、痛经、产后腹痛，症见行经错后，行经小腹冷痛，经血紫暗、有血块，产后小腹疼痛、喜热、拒按。

【注意事项】孕妇忌服；感冒发热患者不宜服用；青春期少女、更年期妇女，以及有高血压病、心脏病、肝病、糖尿病、肾病等慢性病且严重者应在医师指导下服用；服药期间，忌生冷食物，不宜洗凉水澡，不宜同时服用人参或其制剂；月经过多者或平素月经正常，突然出现月经过少，或经期错后，或阴道不规则出血者应去医院就诊；治疗月经不调，服药1个月症状无缓解，应去医院就诊。

乌鸡白凤丸

【药物组成】乌鸡（去毛爪肠）、鹿角胶、醋鳖甲、煅牡蛎、桑螵蛸、人参、黄芪、当归、白芍、醋香附、天冬、甘草、地黄、熟地黄、川芎、银柴胡、丹参、山药、芡实（炒）、鹿角霜。

【剂型】本品为黑褐色至黑色的水蜜丸、小蜜丸或大蜜丸；味甜、微苦。

【规格】水蜜丸每袋装 6 克；小蜜丸每袋装 9 克；大蜜丸每丸重 9 克。

【用法用量】口服，水蜜丸一次 6 克，小蜜丸一次 9 克，大蜜丸一次 1 丸，一日 2 次。

【功用主治】补气养血，调经止带。用于气血两虚，身体瘦弱，腰膝酸软，月经不调，崩漏带下。

【注意事项】服药期间，忌辛辣、生冷食物；感冒发热患者不宜服用本药；青春期少女、更年期妇女，以及有高血压病、心脏病、肝病、糖尿病、肾病等慢性病且严重者应在医师指导下服用；平素月经正常，突然出现月经过少，或经期错后，或阴道不规则出血者，或伴有赤带者应去医院就诊；服药 1 个月症状无缓解，也应去医院就诊。

第二节　痛　　经

妇康宁片

【药物组成】白芍、香附、当归、三七、艾叶、麦冬、党参、益母草。

【剂型】本品为糖衣片，除去糖衣后显棕褐色；味微苦。

【规格】糖衣片片心重 0.25 克。

【用法用量】口服，一次 3 片，一日 2～3 次或经前 4～5 天服用。

【功用主治】养血调经，理气止痛。用于经期腹痛气血两亏型。

【注意事项】痛经伴有其他疾病者，应在医师指导下服用；

服药时间，一般宜在月经来潮前 3～7 天开始，服至疼痛缓解；如有生育要求（未避孕）宜经行当日开始服药；长期应用应向医师咨询；感冒时不宜服用本药。

调经活血片

【药物组成】当归、丹参、泽兰、川芎、延胡索、香附、乌药、菟丝子、鸡血藤、熟地黄、赤芍、红花、白术、木香、吴茱萸。

【剂型】本品为糖衣片，除去糖衣后显棕色；气香，味苦。

【规格】糖衣片片心重 0.34 克。

【用法用量】口服，一次 5 片，一日 3 次。

【功用主治】调经活血，行气止痛。用于月经不调，经行腹痛。

【注意事项】孕妇忌服；感冒时不宜服用本药；月经过多者不宜服用本药。

得生丸

【药物组成】益母草、当归、白芍、柴胡、木香、川芎。

【剂型】本品为黑棕色的大蜜丸；气微香，味苦。

【规格】每丸重 9 克。

【用法用量】口服，一次 1 丸，一日 2 次。

【功用主治】养血化瘀，调经止痛。用于气滞血瘀所致的月经不调、经期腹痛，症见月经量少有血块、经行后期或前后不定、经行小腹胀痛，或有癥瘕痞块。

【注意事项】孕妇忌服。

三七血伤宁胶囊

【药物组成】三七、重楼、制草乌、大叶紫珠、山药、黑紫藜芦、冰片。

【剂型】本品为硬胶囊，内容物为浅灰黄色至棕黄色的颗粒和粉末；气香，味辛、微苦。保险子为朱红色的薄膜衣水丸，除去包衣后显棕黄色至棕褐色；气微，味苦。

【规格】每粒装0.4克；每100丸保险子重4克。每10粒胶囊配装1丸保险子。

【用法用量】用温开水送服，一次1粒（重症者2粒），一日3次，每隔4小时服一次，初服者若无副作用，可如法连服多次。用于治疗跌打损伤较重者，可先用黄酒送服1丸保险子。也可用于瘀血肿痛者，用酒调和药粉外擦患处；如外伤皮肤破损或外伤出血，只需内服。

【功用主治】止血镇痛，祛瘀生新。用于瘀血阻滞，血不归经所致的咯血、吐血、月经过多、痛经、闭经、外伤出血、痔疮出血；胃及十二指肠溃疡出血、支气管扩张出血、肺结核咯血、功能失调性子宫出血。

【注意事项】轻伤及其他病症患者忌服保险子；服药期间忌食蚕豆、鱼类和酸冷食物；孕妇禁用。

养血当归胶囊

【药物组成】当归、白芍、熟地黄、茯苓、炙甘草、党参、黄芪、川芎。

【剂型】本品为硬胶囊，内容物为黄棕色至棕褐色粉末；气特异，味甘、辛、微苦。

【规格】每粒装 0.5 克。

【用法用量】口服，一次 3 粒，一日 3 次，4 周为 1 个疗程。用于痛经，疗程 15 天，于经前 7 天给药，连用两个月经周期；用于产后气血亏虚，疗程 30 天；用于月经不调，疗程 15 天，连用两个月经周期，第一疗程从诊断后开始用药，第二疗程于月经周期第 5 天开始用药。

【功用主治】补气养血，调经。用于气血两虚所致的月经不调，月经量少，行经腹痛及产后血虚，或见面黄肌瘦、贫血。

【注意事项】服药期间忌辛辣、生冷食物；感冒发热者不宜服用本药；有高血压、心脏病、肝病、糖尿病、肾病等慢性病且严重者应在医师指导下服用；如正在使用其他药品，使用本药前应咨询医师或药师。

第三节　闭　　经

八珍益母丸

【药物组成】益母草、党参、炒白术、茯苓、甘草、当归、酒白芍、川芎、熟地黄。

【剂型】本品为棕黑色的水蜜丸、小蜜丸或大蜜丸；微有香气，味甜而微苦。

【规格】水蜜丸每 100 丸重 10 克；小蜜丸每袋装 9 克；大蜜丸每丸重 9 克。

【用法用量】口服，水蜜丸一次 6 克，小蜜丸一次 9 克，大蜜丸一次 1 丸，一日 2 次。

【功用主治】补气血，调月经。用于头晕心慌、疲乏无力、月经量少、色淡、经期错后等妇科疾病。

【注意事项】孕妇忌服；有高血压病、心脏病、肾病或正在接受其他治疗者，均应在医师指导下服用；服药期间出现其他妇科疾病时应去医院就诊；感冒时不宜服用；患有其他疾病者，应在医师指导下服用。

七制香附丸

【药物组成】茯苓、当归、白芍、川芎、熟地黄、白术、醋香附、益母草、黄芩、朱萸肉、天冬、阿胶、炒酸枣仁、砂仁、醋延胡索、艾叶、粳米、盐小茴香、人参、甘草。

【剂型】本品为黄棕色至棕色的水丸；味咸、苦。

【规格】每袋6克。

【用法用量】口服，一次6克，一日2次。

【功用主治】舒肝理气，养血调经。用于气滞血虚所致的痛经、月经量少、闭经，症见胸胁胀痛、经行量少、行经小腹胀痛、经前双乳胀痛、经水数月不行。

【注意事项】孕妇忌服；平素月经周期正常，突然月经错后，应在排除早孕后才可服药；青春期少女及更年期妇女应在医师指导下服药。

桂枝茯苓丸

【药物组成】桂枝、茯苓、牡丹皮、赤芍、桃仁。

【剂型】本品为棕褐色的大蜜丸；味甜。

【规格】每丸重6克。

【用法用量】口服，一次1丸，一日1～2次。

【功用主治】活血，化瘀，消癥。用于妇人宿有癥块，或血瘀经闭、行经腹痛、产后恶露不尽。

【注意事项】孕妇忌用；偶见服药后胃脘不适、隐痛，停药后可自行消失。

艾附暖宫丸

【药物组成】艾叶、香附、吴茱萸、肉桂、当归、川芎、白芍、地黄、黄芪、续断。

【剂型】本品为深褐色至黑色的大蜜丸；气微，味甘而后苦、辛。

【规格】每丸重 9 克。

【用法用量】口服，一次 1 丸，一日 2～3 次。

【功用主治】温经暖宫，养血安胎。用于妇人子宫虚冷，带下白浊，面色萎黄，四肢疼痛，倦怠无力，饮食减少，月经不调，肚腹时痛，久无子息。

【注意事项】注意保暖；感冒时不宜服用；患有其他疾病者，应在医师指导下服用；经行有块伴腹痛拒按或胸胁胀痛者不宜选用；治疗痛经宜在经前 3～5 天开始服药，连服 1 周；如有生育要求应在医师指导下服用。

调经促孕丸

【药物组成】鹿茸（去毛）、炙淫羊藿、仙茅、续断、桑寄生、菟丝子、枸杞子、覆盆子、山药、莲子（去芯）、茯苓、黄芪、白芍、炒酸枣仁、钩藤、丹参、赤芍、鸡血藤。

【剂型】本品为棕褐色的水蜜丸；味甘、微苦。

【规格】每 100 丸重 10 克。

【用法用量】口服，一次 5 克（50 丸），一日 2 次。自月经周期第五天起连服 20 天；无周期者每月连服 20 天，连服 3 个月或遵医嘱。

【功用主治】温肾健脾，活血调经。用于脾肾阳虚、瘀血阻滞所致的月经不调、闭经、痛经、不孕，症见月经错后、经水量少、有血块、行经小腹冷痛、经水日久不行、久不受孕、腰膝冷痛。

【注意事项】阴虚火旺、月经量过多者不宜服用；如正在使用其他药品，使用本药应请咨询医师或药师。

第四节　更年期综合征

更年安片

【药物组成】地黄、泽泻、麦冬、熟地黄、玄参、茯苓、仙茅、磁石、牡丹皮、珍珠母、五味子、首乌藤、制何首乌、浮小麦、钩藤。

【剂型】本品为糖衣片或薄膜衣片，除去包衣后显黑灰色；味甘。

【规格】糖衣片片心重 0.3 克；薄膜衣片每片重 0.31 克。

【用法用量】口服，一次 6 片，一日 2～3 次。

【功用主治】滋阴清热，除烦安神。用于更年期后出现的潮热汗出，眩晕，耳鸣，失眠，烦躁不安。

【注意事项】感冒时不宜服用；伴有月经紊乱或其他疾病者，应在医师指导下服用。

坤宝丸

【药物组成】酒女贞子、覆盆子、菟丝子、枸杞子、制何首乌、龟甲、地骨皮、南沙参、麦冬、炒酸枣仁、地黄、白芍、赤芍、当归、鸡血藤、珍珠母、石斛、菊花、墨旱莲、桑叶、白薇、知母、黄芩。

【剂型】本品为深棕色的水蜜丸；味甘，微苦。

【规格】每 10 粒重 1 克。

【用法用量】口服，一次 50 粒，一日 2 次。

【功用主治】滋补肝肾，镇静安神，养血通络。用于妇女绝经前后，肝肾阴虚引起的月经紊乱、潮热多汗、失眠健忘、心烦易怒、头晕耳鸣、咽干口渴、四肢酸楚、关节疼痛。

【注意事项】肾阳虚症状明显者不宜服用；月经紊乱者应在医师指导下服用；感冒时不宜服用本药。

坤泰胶囊

【药物组成】熟地黄、黄连、白芍、黄芩、阿胶、茯苓。

【剂型】本品为硬胶囊，内容物为黄褐色或棕褐色的粉末；味苦。

【规格】每粒装 0.5 克。

【用法用量】口服，一次 4 粒，一日 3 次。2～4 周为 1 个疗程。或遵医嘱。

【功用主治】滋阴清热，安神除烦。用于绝经期前后诸证属阴虚火旺者，症见潮热面红、自汗盗汗、心烦不宁、失眠多梦、头晕耳鸣、腰膝酸软、手足心热；也适用于妇女卵巢功能衰退更年期综合征见上述证候者。

【注意事项】阳虚体质者忌用本药；偶见服药后腹胀、胃痛，可改为饭后服药或停药处理；服药期间忌食辛辣，少进油腻；本药不宜与感冒药同时服用；高血压病、心脏病、肾病及脾胃虚弱者，应在医师指导下服用；服药2周症状无改善，应到医院就诊；如正在使用其他药品，使用本药应请咨询医师或药师。

柴胡舒肝丸

具体内容见第二章第七节下的"柴胡舒肝丸"。

枣仁安神颗粒

【药物组成】炒酸枣仁、丹参、醋五味子。

【剂型】本品为棕黄色至棕色的颗粒；气香，味酸、微苦。

【规格】每袋装5克。

【用法用量】开水冲服，临睡前服用，一次5克，一日1次。

【功用主治】补心养肝，安神益智。用于更年期心血不足、神经衰弱引起的失眠健忘、心烦、头晕、头痛。

【注意事项】孕妇慎用；服药期间忌辛辣、生冷、油腻食物；由于消化不良所导致的睡眠差者忌用。

第五节　带下病、阴痒以及其他妇科炎症

妇乐颗粒

【药物组成】忍冬藤、大血藤、延胡索、大黄、甘草、大青

叶、蒲公英、牡丹皮、赤芍、川楝子。

【剂型】本品为棕色至棕褐色的颗粒；味甜、微苦。

【规格】每袋 6 克。

【用法用量】开水冲服，一次 1～2 袋，一日 2 次。

【功用主治】清热凉血，活血化瘀，消肿止痛。用于盆腔炎、子宫内膜炎、附件炎等引起的带下腹痛。

【注意事项】孕妇慎用；服药期间忌食辛辣、生冷食物。

妇炎净胶囊

【药物组成】苦玄参、地胆草、当归、鸡血藤、两面针、横经席、柿叶、菥蓂、五指毛桃。

【剂型】本品为胶囊剂，内容物为棕色至棕褐色的粉末；气微香，味苦。

【规格】每粒装 0.4 克（相当于饮片 3.25 克）。

【用法用量】口服，一次 3 粒，一日 3 次。

【功用主治】清热祛湿，调经止带。用于湿热蕴结所致的月经不调、痛经；也适用于附件炎、盆腔炎、子宫内膜炎见上述证候者。

【注意事项】孕妇慎用。

花红片

【药物组成】鸡血藤、地桃花、一点红、桃金娘根、菥蓂、白背叶根、白花蛇舌草。

【剂型】本品为薄膜衣片，除去包衣后显灰褐色至棕褐色；味微苦、咸。

【规格】每片重 0.29 克。

【用法用量】口服，一次 4～5 片，一日 3 次，7 天为 1 个疗程，必要时可连服 2～3 个疗程，每疗程之间休息 3 天。

【功用主治】清热利湿，祛瘀止痛。用于湿热型妇女带下病、月经不调、痛经等症，以及子宫内膜炎、附件炎、盆腔炎等妇科炎症，症见反复下腹隐痛、坠胀、白带多黄、月经滴沥不尽、月经期前后疼痛加重。

【注意事项】孕妇及经期、哺乳期妇女慎用；患有糖尿病或其他疾病者应在医师指导下服用；带下清稀者不宜选用；伴有赤带者应去医院就诊。

妇科千金片

【药物组成】千斤拔、单面针、金樱根、穿心莲、功劳木、党参、当归、鸡血藤。

【剂型】本品为糖衣片，除去糖衣后显灰褐色；味苦。

【规格】每片重 0.32 克。

【用法用量】口服，温开水送下，一次 6 片，一日 3 次。

【功用主治】清热除湿，补益气血。用于湿热瘀阻所致的带下病、腹痛，症见带下量多、色黄质稠、臭秽，小腹疼痛，腰骶酸痛，神疲乏力；也适用于盆腔炎、子宫内膜炎、宫颈炎见上述证候者。

【注意事项】有高血压病、心脏病、肝病、糖尿病、肾病等慢性病且严重者应在医师指导下服用；少女、孕妇、绝经后患者均应在医师指导下服用；伴有赤带者应去医院就诊；腹痛较重者应及时去医院就诊；孕妇禁用。

治糜康栓

【药物组成】黄柏、苦参、儿茶、枯矾、冰片。

【剂型】本品为棕色至棕褐色的鸭嘴形栓剂；有特异气味。

【规格】每粒重3克。

【用法用量】外用，一次1粒，隔一天上药一次。睡前用1∶5000高锰酸钾溶液清洗外阴部，然后用手将栓剂放入阴道顶端。10天为1个疗程。

【功用主治】清热解毒，燥湿收敛。用于宫颈糜烂、感染性阴道炎、滴虫阴道炎属湿热带下证者。

【注意事项】月经期停用。

保妇康栓

【药物组成】莪术油、冰片。

【剂型】本品为乳白色、乳黄色或棕黄色的子弹形栓剂。

【规格】每粒重1.74克。

【用法用量】外用，每晚1粒。洗净外阴部，套上指套将栓剂塞入阴道深部，或在医生指导下用药。

【功用主治】行气破瘀，生肌止痛。用于湿热瘀滞所致的带下病，症见带下量多、色黄、时有阴部瘙痒；也适用于真菌性阴道炎见上述证候者。

【注意事项】孕妇禁用；妊娠期患者不可使用；待症状完全消失后，再巩固治疗2～3个疗程，月经期也应坚持上药。

千金止带丸（水丸）

【药物组成】党参、炒白术、当归、白芍、川芎、醋香附、木香、砂仁、盐炒小茴香、醋延胡索、盐杜仲、续断、盐补骨脂、鸡冠花、青黛、炒椿皮、煅牡蛎。

【剂型】本品为灰黑色的水丸；气微香，味涩、微苦。

【规格】每 100 丸重 6 克。

【用法用量】口服，一次 6～9 克，一日 2～3 次。

【功用主治】健脾补肾，调经止带。用于脾肾两虚所致的月经不调、带下病，症见月经先后不定期、量多或淋沥不净、色淡无块，或带下量多、色白清稀、神疲乏力、腰膝酸软。

【注意事项】服药期间，忌食生冷，少进油腻；伴有赤带者，应去医院检查，在医师指导下服药；老人、少女、孕妇均应在医师指导下使用；如正在服用其他药品，使用本药前应咨询医师或药师。

苦参软膏

【药物组成】苦参总碱。

【剂型】本品为棕褐色或棕黄色的软膏。

【规格】每支装 3 克。

【用法用量】阴道用药，每晚 1 支，将软膏轻轻挤入阴道深处。连用 7 日为 1 个疗程。或遵医嘱。

【功用主治】清热燥湿，杀虫止痒。用于湿热下注所致的带下病、阴痒，症见带下量多，质稠如豆腐渣样或黄色泡沫样，其气腥臭，阴道潮红、肿胀，外阴瘙痒，甚则痒痛，尿频急涩痛，口苦黏腻，大便秘结或溏而不爽，小便黄赤；也适用于真菌性阴道炎和滴虫阴道炎见上述证候者。

【注意事项】孕妇禁用；月经期不宜使用；使用次日如有淡黄色或黄色分泌物自阴道排出，为正常现象。

妇宁栓

【药物组成】苦参、关黄柏、黄芩、莪术、蛤壳、红丹、儿茶、乳香、没药、猪胆粉、冰片。

【剂型】本品为棕色的鱼雷型栓剂。

【规格】每粒重 1.6 克。

【用法用量】外用，每晚 1 粒，重症早晚各 1 粒。洗净外阴部，将栓剂塞入阴道深部或在医生指导下用药。

【功用主治】清热解毒，燥湿杀虫，去腐生肌，化瘀止痛。用于细菌、病毒、真菌、滴虫引起的阴道炎、阴道溃疡、宫颈炎、宫颈糜烂，症见阴痒，阴蚀，黄白带下、味臭，小腹痛，腰骶痛。

【注意事项】用药期间忌食辛辣食物；孕妇慎用。

妇科止带胶囊

【药物组成】椿皮、黄柏、山药、茯苓、龟甲、阿胶、五味子。

【剂型】本品为硬胶囊，内容物为棕黄色至棕褐色的颗粒和粉末；气微，味苦、微酸腥。

【规格】每粒装 0.46 克（相当于饮片 3.8 克）；每粒装 0.3 克（相当于饮片 1.9 克）。

【用法用量】口服，0.46 克规格一次 2～3 粒，0.3 克规格一次 4～6 粒，一日 2～3 次。

【功用主治】清热燥湿，收敛止带。用于慢性子宫颈炎、子宫内膜炎、阴道黏膜炎等引起的湿热型赤白带症。

【注意事项】服药期间，忌辛辣、生冷食物；感冒发热者不宜服用；青春期少女、更年期妇女以及有高血压病、心脏病、肝病、糖尿病、肾病等慢性病且严重者应在医师指导下服用；服药 1 个月症状无缓解，应去医院就诊；如正在使用其他药品，使用本药前应咨询医师或药师。

第六节　乳腺疾病

乳宁颗粒

【药物组成】柴胡、当归、香附、丹参、白芍、王不留行、赤芍、白术、茯苓、青皮、陈皮、薄荷。

【剂型】本品为浅黄色至黄棕色的颗粒；味甜、微苦。

【规格】每袋装 15 克。

【用法用量】开水冲服，一次 1 袋，一日 3 次。20 天为 1 个疗程。或遵医嘱。

【功用主治】疏肝养血，理气解郁。用于肝气郁结所致的乳癖，症见两胁胀痛、乳房结节压痛、经前乳房疼痛、月经不调；乳腺增生见上述证候者。

【注意事项】孕妇忌服。

乳块消胶囊

【药物组成】橘叶、丹参、皂角刺、王不留行、川楝子、地龙。

【剂型】本品为胶囊剂，内容物为棕褐色颗粒；味苦。

【规格】每粒装 0.3 克。

【用法用量】口服，一次 4～6 粒，一日 3 粒。

【功用主治】疏肝理气，活血化瘀，消肿散结。用于肝气郁结，气滞血瘀，乳腺增生，乳房胀痛。

【注意事项】孕妇忌服。

乳核散结片

【药物组成】柴胡、当归、黄芪、郁金、光慈菇、漏芦、昆布、海藻、淫羊藿、鹿衔草。

【剂型】本品为薄膜衣片，除去薄膜衣后显棕褐色；味酸、微辛、涩。

【规格】每片重 0.36 克。

【用法用量】口服，一次 4 片，一日 3 次。

【功用主治】舒肝解郁，软坚散结，理气活血。用于治疗乳腺囊性增生、乳痛症、乳腺纤维腺瘤和男性乳房发育等。

【注意事项】甲状腺功能亢进症患者慎服；孕妇慎服。

乳疾灵颗粒

【药物组成】柴胡、香附、青皮、赤芍、丹参、王不留行、鸡血藤、牡蛎、海藻、昆布、淫羊藿、菟丝子。

【剂型】本品为棕黄色或棕褐色的颗粒；味苦、微甜。

【规格】每袋装 14 克。

【用法用量】开水冲服，一次 1～2 袋，一日 3 次。

【功用主治】舒肝解郁，散结消肿。用于肝郁气滞、痰瘀互结引起的乳腺增生。

【注意事项】孕妇忌服；胃肠功能不佳患者，建议饭后服用。

消癥丸

【药物组成】柴胡、香附、酒大黄、青皮、川芎、莪术、土鳖虫、浙贝母、当归、白芍、王不留行。

【剂型】本品为黑色炭衣浓缩水丸，丸芯为黑褐色；气芳香，味微咸苦。

【规格】每丸重约 0.2 克。

【用法用量】口服，一次 10 粒，一日 3 次，饭后服用。8 周为 1 个疗程。

【功用主治】舒肝行气，活血化痰，软坚散结。用于气滞血瘀痰凝所致的乳腺增生，症见乳房肿块、乳房胀痛或刺痛，可伴胸肋疼痛，善郁易怒，胸闷，脘痞纳呆，月经量少色暗，经行腹痛，舌暗红或有瘀点、瘀斑，苔薄白或白腻，脉弦或涩。

【注意事项】经期应停用本药；妊娠期、哺育期以及准备妊娠的妇女禁用；严重月经紊乱或功能失调性子宫出血者禁用；出现腹痛、腹泻及胃部不适可减量服用或停用。

乳块消颗粒

【药物组成】橘叶、丹参、皂角刺、王不留行、川楝子、地龙。

【剂型】本品为棕黄色至棕褐色颗粒；味甜、微苦。

【规格】每袋装 10 克。

【用法用量】开水冲服，一次 1 袋，一日 3 次；或遵医嘱。

【功用主治】疏肝理气，活血化瘀，消散乳块。用于肝气郁结，气滞血瘀，乳腺增生，乳房胀痛。

【注意事项】孕妇忌服；如正在使用其他药品，使用本药前应咨询医师或药师。

乳康颗粒

【药物组成】牡蛎、乳香、瓜蒌、海藻、黄芪、没药、天冬、夏枯草、三棱、玄参、白术、浙贝母、莪术、丹参、炒鸡内金。

【剂型】本品为棕黄色至棕褐色的混悬颗粒；气微香，味苦、微甜。

【规格】每袋装 3 克。

【用法用量】口服，一次 1 袋，一日 2 次，饭后服用。20 天为 1 个疗程，间隔 5～7 天继续第 2 个疗程，亦可连续用药。

【功用主治】疏肝破血，祛痰软坚。用于肝郁气滞、痰瘀互结所致的乳癖，症见乳房肿块或结节、或经前胀痛；也适用于乳腺增生见上述证候者。

【注意事项】孕妇禁用；月经期也应慎用；偶见轻度恶心、腹泻、月经提前、量多及轻微药疹。

乳增宁胶囊

【药物组成】艾叶、淫羊藿、柴胡、川楝子、天冬、土贝母。

【剂型】本品为胶囊剂，内容物为棕黄色或棕褐色粉末；气微，味苦。

【规格】每粒装 0.5 克。

【用法用量】口服，一次 4 粒，一日 3 次。

【功用主治】疏肝解郁，调理冲任。用于肝郁气滞型及冲任失调型乳腺增生等。

【注意事项】孕妇忌服。

第七节　前列腺疾病

癃闭舒胶囊

具体内容见第六章第四节下的"癃闭舒胶囊"。

前列欣胶囊

【药物组成】桃仁、没药、丹参、赤芍、红花、泽兰、王不留行、皂角刺、败酱草、蒲公英、川楝子、白芷、石韦、枸杞子。

【剂型】本品为胶囊剂，内容物为棕黄色至棕褐色的粉末；气香，味苦。

【规格】每粒重0.5克。

【用法用量】口服，一次4～6粒，一日3次；或遵医嘱。

【功用主治】活血化瘀，清热利湿。用于治疗瘀血凝聚、湿热下注所致的慢性前列腺炎及前列腺增生，症见尿急、尿痛、排尿不畅、滴沥不净等。

【注意事项】服用本药后偶有患者出现胃脘不适，但一般不会影响继续治疗。

复方黄连素片

【药物组成】盐酸小檗碱、木香、吴茱萸、白芍。

【剂型】本品为糖衣片，除去糖衣后显棕黄色至深褐色；味苦、微辛。

【规格】每片含盐酸小檗碱30毫克。

【用法用量】口服，一次4片，一日3次。

【功用主治】清热燥湿，行气止痛，止痢止泻。可用于前列腺炎尿急、尿痛明显时；也可用于急性肠胃炎、痢疾、慢性腹泻等属大肠湿热证，症见赤白下痢，里急后重或暴注下泻，肛门灼热。

【注意事项】服药期间饮食宜清淡；忌酒、生冷、辛辣食物。

第八节　遗精、早泄

七宝美髯颗粒

【药物组成】制何首乌、当归、补骨脂（黑芝麻炒）、枸杞子（酒蒸）、菟丝子（炒）、茯苓、牛膝（酒蒸）。

【剂型】本品为黄棕色的颗粒；味甜、微苦、涩。

【规格】每袋装 8 克。

【用法用量】开水冲服，一次 1 袋，一日 2 次。

【功用主治】滋补肝肾。用于肝肾不足，须发早白，遗精早泄，头眩耳鸣，腰酸背痛。

【注意事项】服药期间，忌食不易消化的食物；感冒发热者不宜服用；糖尿病患者及有高血压病、心脏病、肝病、肾病等慢性病且严重者应在医师指导下服用；如正在使用其他药品，使用本药前应咨询医师或药师。

补肾益精丸

【药物组成】女贞子、菟丝子（酒炒）、墨旱莲、醋南五味子、桑椹、覆盆子、酒苁蓉、熟地黄。

【剂型】本品为黑色的水蜜丸；味苦、微甜、略酸。

【规格】每 10 丸重约 1 克。

【用法用量】口服，一次 6 克，一日 2 次。

【功用主治】滋肾填精，补髓养血。用于肾精不足，头晕目眩，腰膝酸软，遗精梦泄。

【注意事项】伤风感冒患者忌服；如正在使用其他药品，使用本药前应咨询医师或药师。

第九节　阳　　痿

五子衍宗丸

【药物组成】枸杞子、菟丝子、覆盆子、五味子、盐车前子。

【剂型】本品为棕褐色的水蜜丸、棕黑色的小蜜丸或大蜜丸；味甜、酸、微苦。

【规格】水蜜丸每100粒重10克；小蜜丸每袋装9克；大蜜丸每丸重9克。

【用法用量】口服，水蜜丸一次6克，小蜜丸一次9克，大蜜丸一次1丸，一日2次。

【功用主治】补肾益精。用于肾虚腰痛，尿后余沥，遗精早泄，阳痿不育。

【注意事项】孕妇慎服；不宜与感冒类药同时服用；本品宜饭前服用或进食同时服。

肾宝合剂

【药物组成】蛇床子、川芎、菟丝子、补骨脂、茯苓、红参、小茴香、五味子、金樱子、白术、当归、覆盆子、制何首乌、车前子、熟地黄、枸杞子、山药、淫羊藿、胡芦巴、黄芪、肉苁蓉、炙甘草。

【剂型】本品为棕红色至棕褐色的液体；味甜、苦。

【规格】每瓶 200 毫升。

【用法用量】口服，一次 10～20 毫升，一日 3 次。

【功用主治】调和阴阳，温阳补肾，安神固精，扶正固本。用于阳痿，遗精，腰腿酸痛，精神不振，夜尿频多，畏寒怕冷；妇女月经过多，白带清稀诸症。

【注意事项】孕妇忌服；感冒发热期停服。

壮腰健身丸

【药物组成】酒女贞子、黄精、熟地黄、金樱子、狗脊、制何首乌、千斤拔。

【剂型】本品为棕黑色的小蜜丸或大蜜丸；气微香，味微甜。

【规格】小蜜丸每 17 粒重 3 克；大蜜丸每丸重 9 克。

【用法用量】口服，小蜜丸一次 9 克，大蜜丸一次 1 丸，一日 2 次。

【功用主治】壮腰健肾。用于腰酸腿软，头晕耳鸣，眼花心悸，阳痿遗精。

【注意事项】孕妇忌服，儿童也应禁用；外感或实热内盛者不宜服用；服药期间，忌生冷食物；本药宜饭前服用；年老体弱者，高血压病、糖尿病患者应在医师指导下服用；服药 2 周或服药期间症状无改善，或症状加重，或出现新的严重症状，应立即停药并去医院就诊；如正在使用其他药品，使用本药前应咨询医师或药师。

龟鹿二仙膏

【药物组成】龟甲、鹿角、党参、枸杞子。

【剂型】本品为红棕色稠厚的半流体；味甜。

【规格】每瓶装 200 克。

【用法用量】口服，一次 15～20 克，一日 3 次。

【功用主治】温肾益精，补气养血。用于肾虚精亏所致的腰膝酸软、遗精、阳痿。

【注意事项】脾胃虚弱者慎用；孕妇及小儿忌服；服药期间，忌食辛辣食物；本药不宜与感冒药同时服用；宜饭前服用或进食同时服用；按照用法用量服用，高血压病、糖尿病患者应在医师指导下服用；服药 2 周内症状未改善，或服药期间出现胃脘不适、食欲不振、便溏、头痛等症状时，应去医院就诊；如正在使用其他药品，使用本药前请咨询医师或药师。

右归丸

【药物组成】当归、杜仲、附子、枸杞子、鹿角胶、肉桂、山药、山茱萸、熟地黄、菟丝子。

【剂型】本品为黑色的小蜜丸或大蜜丸；味甜、微苦。

【规格】小蜜丸每 10 丸重 1.8 克；大蜜丸每丸重 9 克。

【用法用量】口服，小蜜丸一次 9 克；大蜜丸一次 1 丸，一日 3 次。

【功用主治】温补肾阳，填精益髓。用于肾阳不足引起的命门火衰，神疲气怯，畏寒肢冷，阳痿遗精，不能生育，腰膝酸软，小便自遗，肢节痹痛，周身水肿；或火不能生土，脾胃虚寒，饮食少进，或呕恶腹胀，或反胃噎膈，或脐腹多痛，或大便不实，泻痢频作。

【注意事项】忌食生冷；肾虚有湿浊者不宜应用。

第九章

五官科疾病的中成药速查

第一节　口　疮

口炎清颗粒

【药物组成】天冬、麦冬、玄参、金银花、甘草。

【剂型】本品为棕黄色至棕褐色的颗粒；味甜或味甘（无蔗糖）、微苦。

【规格】每袋装 10 克；每袋装 3 克（无蔗糖）。

【用法用量】口服，一次 2 袋，一日 1～2 次。

【功用主治】滋阴清热，解毒消肿。用于阴虚火旺所致的口腔炎症。

【注意事项】糖尿病患者及有高血压病、心脏病、肝病、肾病等慢性病且严重者应在医师指导下服用。

口腔溃疡散

【药物组成】青黛、白矾、冰片。

【剂型】本品为淡蓝色的粉末；气芳香，味涩。

【规格】每袋装 3 克。

【用法用量】外用，用消毒棉球蘸药擦患处，一日 2～3 次。

【功用主治】清热，消肿，止痛。用于火热内蕴所致的口舌生疮、黏膜破溃、红肿灼痛；也适用于复发性口疮、急性口炎见上述证候者。

【注意事项】本品不可内服。

牛黄解毒片

【药物组成】人工牛黄、雄黄、石膏、大黄、黄芩、桔梗、甘草、冰片。

【剂型】本品为素片或包衣片，素片或包衣片除去包衣后显棕黄色；有冰片香气，味微苦、辛。

【规格】大片含原药 0.78 克；小片含原药 0.52 克。

【用法用量】口服，小片一次 3 片，大片一次 2 片，一日 2～3 次。

【功用主治】清热解毒。用于火热内盛，咽喉肿痛，牙龈肿痛，口舌生疮，目赤肿痛。

【注意事项】孕妇禁用；新生儿禁用；超剂量及长时间服用必须在医师指导下进行；不宜与强心苷类、生物碱类、抗生素类或异烟肼、维生素 B_1 等药物合用；特异性或过敏体质者不宜使用。

第二节　咽　喉　病

一清颗粒

【药物组成】黄连、大黄、黄芩。

【剂型】本品为黄褐色的颗粒；味微甜、苦。

【规格】每袋装 7.5 克。

【用法用量】开水冲服，一次 7.5 克，一日 3～4 次。

【功用主治】清热，泻火，解毒。用于火毒血热所致的身热烦躁，目赤口疮，咽喉、牙龈肿痛，大便秘结；也适用于咽炎、扁桃体炎、牙龈炎见上述证候者。

【注意事项】不宜在服药期间服用滋补性中药；糖尿病患者及有高血压病、心脏病、肝病、肾病等慢性病且严重者应在医师指导下服用；出现腹泻时可酌情减量。

万通炎康片

【药物组成】苦玄参、肿节风。

【剂型】本品为薄膜衣片或糖衣片，除去包衣后显黄棕色至棕色；味苦。

【规格】薄膜衣大片每片重 0.35 克；薄膜衣小片每片重 0.24 克；糖衣片每片相当于原药材 1 克。

【用法用量】口服。薄膜衣片：小片一次 3 片，重症一次 4 片，一日 3 次；大片一次 2 片，重症一次 3 片，一日 3 次；糖衣片：一次 6 片，重症一次 9 片，一日 3

次；小儿酌减。

【功用主治】疏风清热，解毒消肿。用于外感风热所致的咽部红肿、牙龈红肿、疮疡肿痛；也适用于急慢性咽炎、扁桃体炎、牙龈炎、疮疖见上述证候者。

【注意事项】脾气虚寒证见有大便溏者慎用；扁桃体化脓及全身高热者应去医院就诊。

山香圆片

【药物组成】山香圆叶。

【剂型】本品为糖衣片，除去糖衣后显棕色至棕褐色；味苦、涩。

【规格】每片重 0.5 克。

【用法用量】口服，一次 2～3 片，一日 3～4 次；小儿酌减。

【功用主治】清热解毒，利咽消肿。用于肺胃热盛所致的咽炎、急性扁桃体炎、咽喉肿痛。

【注意事项】孕妇慎用；脾气虚寒证见大便溏者慎用；扁桃体化脓及全身高热者应去医院就诊。

六应丸

【药物组成】丁香、蟾酥、雄黄、牛黄、珍珠、冰片。

【剂型】本品为黑色有光泽的微丸，断面深黄色；味苦、辛，有麻舌感。

【规格】每 5 丸重 19 毫克。

【用法用量】口服，饭后服，一次 10 丸，儿童一次 5 丸，婴儿一次 2 丸，一日 3 次；外用，以冷开水或醋调敷患处。

【功用主治】解毒，消肿，止痛。用于火毒内盛所致的乳蛾、喉痹、疖痈疮疡、咽喉炎以及虫咬等。

【注意事项】孕妇及过敏体质者慎用。

青果丸

【药物组成】青果、金银花、黄芩、北豆根、麦冬、玄参、白芍、桔梗。

【剂型】本品为棕褐色的水蜜丸或黑棕色的大蜜丸；味微苦。

【规格】水蜜丸每 10 丸重 1 克；大蜜丸每丸重 6 克。

【用法用量】口服，水蜜丸一次 8 克，大蜜丸一次 2 丸，一日 2 次。

【功用主治】清热利咽，消肿止痛。用于咽喉肿痛，声哑失音，口干舌燥，肺燥咳嗽。

【注意事项】忌食辛辣食物。

金嗓开音颗粒

【药物组成】金银花、连翘、玄参、板蓝根、赤芍、黄芩、桑叶、菊花、前胡、苦杏仁、牛蒡子、泽泻、胖大海、炒僵蚕、蝉蜕、木蝴蝶。

【剂型】本品为棕黄色至棕褐色的颗粒；气微，味甜、微苦。

【规格】每袋装 4.5 克。

【用法用量】开水冲服，一次 1 袋，一日 2 次。

【功用主治】清热解毒，疏风利咽。用于风热邪毒所致的咽喉肿痛、声音嘶哑；也适用于急性咽炎、亚急性咽炎、喉炎见上述证候者。

【注意事项】服药期间，忌烟、酒及辛辣食物；如正在使用其他药品，使用本药前应咨询医师或药师。

复方草珊瑚含片

【药物组成】肿节风浸膏、薄荷脑、薄荷素油。

【剂型】本品为粉红色至棕色的片，或为薄膜衣片，除去包衣后显浅棕色至棕色；气香，味甜、清凉。

【规格】每片重 0.44 克；每片重 1.0 克。

【用法用量】含服，0.44 克规格一次 2 片，1.0 克规格一次 1 片，每隔 2 小时 1 次，一日 6 次。

【功用主治】疏风清热，消肿止痛，清利咽喉。用于外感风热所致的喉痹，症见咽喉肿痛、声哑失音；也适用于急性咽喉炎见上述证候者。

【注意事项】服药期间，忌烟酒、辛辣、鱼腥食物；不宜同时服用滋补性中药；儿童、孕妇、哺乳期妇女、年老体弱者、脾虚便溏者，以及有高血压病、心脏病、肝病、糖尿病、肾病等慢性病且严重者应在医师指导下服用；声哑失音较重者，或服药 3 天症状无缓解者应及时去医院就诊；如正在使用其他药品，使用本药前请咨询医师或药师。

健民咽喉片

【药物组成】玄参、麦冬、蝉蜕、诃子、桔梗、板蓝根、胖大海、地黄、西青果、甘草、薄荷素油、薄荷脑。

【剂型】本品为黄褐色的片或糖衣片、薄膜衣片，除去包衣后显黄褐色；气香，味甜或酸甜，具清凉感。

【规格】（1）每片相当于饮片 0.195 克；（2）每片相当于饮

片 0.292 克。

【用法用量】含服，规格（1）一次 2～4 片，规格（2）一次 2 片，每隔 1 小时 1 次。

【功用主治】清利咽喉，养阴生津，解毒泻火。用于热盛津伤、热毒内蕴所致的咽喉肿痛、失音及上呼吸道炎症。

【注意事项】服药期间，忌烟酒、辛辣、鱼腥食物；不宜同时服用滋补性中药；儿童、孕妇、哺乳期妇女、年老体弱者、脾虚便溏者、糖尿病患者，以及有高血压病、心脏病、肝病、肾病等慢性病且严重者应在医师指导下服用；服药 3 天症状无缓解，应去医院就诊。

金果含片

【药物组成】地黄、玄参、西青果、蝉蜕、胖大海、麦冬、南沙参、太子参、陈皮。

【剂型】本品为素片或薄膜衣片，除去包衣后显淡红棕色至棕色；味甜，有清凉感。

【规格】素片每片重 0.55 克；薄膜衣片每片重 0.57 克。

【用法用量】含服，一小时 2～4 片，一日 10～20 片。

【功用主治】养阴生津，清热利咽。用于肺热阴伤所致的咽部红肿、咽痛、口干咽燥；也适用于急、慢性咽炎见上述证候者。

【注意事项】少数患者用药后偶有恶心、上腹不适感；服药期间，忌烟酒、辛辣、鱼腥食物；儿童、孕妇、哺乳期妇女、年老体弱者、脾虚便溏者、糖尿病患者，以及有高血压病、心脏病、肝病、肾病等慢性病且严重者应在医师指导下服用；服药 3 天症状无缓解，应去医院就诊；如正在使用其他药品，使用本药前请咨询医师或药师。

冬凌草片

【药物组成】冬凌草。

【剂型】本品为薄膜衣片，除去包衣后显绿棕色至绿褐色或棕色至棕褐色；味苦。

【规格】每片重 0.26 克。

【用法用量】口服，一次 2～5 片，一日 3 次。

【功用主治】清热解毒，消肿散结，利咽止痛。用于热毒壅盛所致咽喉肿痛、声音嘶哑；也适用于扁桃体炎、咽炎、口腔炎见上述证候者及癌症的辅助治疗。

【注意事项】用于咽炎、扁桃体炎之轻症，凡体温高、扁桃体化脓者慎用。

利咽解毒颗粒

【药物组成】板蓝根、金银花、连翘、薄荷、牛蒡子、山楂、桔梗、大青叶、僵蚕、玄参、黄芩、地黄、天花粉、大黄、浙贝母、麦冬。

【剂型】本品为棕黄色至棕褐色的颗粒；味甜、微苦，或味苦（无蔗糖）。

【规格】每袋装 20 克；每袋装 6 克（无蔗糖）。

【用法用量】开水冲服，一次 1 袋，一日 3～4 次。

【功用主治】清肺利咽，解毒退热。用于外感风热所致的乳蛾、喉痹、痄腮，伴有咽痛、咽干、喉核红肿、发热恶寒等症；也适用于急性扁桃体炎、急性咽炎见上述证候者。

【注意事项】凡声嘶、咽痛初起，兼见恶寒发热、鼻流清涕等外感风寒者忌用；本药宜饭后服用；糖尿病患者慎用。

喉咽清口服液

【药物组成】土牛膝、马兰草、车前草、天名精。

【剂型】本品为棕褐色的液体；味甜、微苦，具清凉感。

【规格】每支 10 毫升。

【用法用量】口服，一次 10～20 毫升，一日 3 次；小儿酌减或遵医嘱。

【功用主治】清热解毒，利咽止痛。用于肺胃实热所致的咽部肿痛、发热、口渴、便秘；也适用于急性扁桃体炎、急性咽炎见上述证候者。

【注意事项】孕妇禁用；有高血压病、心脏病、糖尿病、肝病、肾病等慢性病且严重者应在医师指导下服用。

喉疾灵胶囊

【药物组成】人工牛黄、板蓝根、山豆根、桔梗、诃子、了哥王、天花粉、连翘、冰片、珍珠层粉、广东土牛膝、猪牙皂。

【剂型】本品为胶囊剂，内容物为棕色至棕褐色的粉末；气芳香，味苦。

【规格】每粒装 0.25 克。

【用法用量】口服，一次 3～4 粒，一日 3 次。

【功用主治】清热解毒，消肿止痛。用于扁桃体炎、急性咽炎、慢性咽炎急性发作。

【注意事项】孕妇禁用；脾虚大便溏者慎用；属风寒感冒咽痛者慎用；儿童、年老体弱者应在医师指导下服用；扁桃体有化脓及全身高热者应去医院就诊。

<h2>银黄丸</h2>

【药物组成】金银花提取物、黄芩提取物。

【剂型】本品为棕黄色至黄棕色的浓缩水丸；味微苦。

【规格】每 32 丸重 1 克（含提取物 0.56 克）。

【用法用量】口服，一次 0.5～1 克，一日 4 次。

【功用主治】清热疏风，利咽解毒。用于外感风热、肺胃热盛所致的咽干、咽痛、喉核肿大、口渴、发热；也适用于急慢性扁桃体炎、急慢性咽炎、上呼吸道感染见上述证候者。

【注意事项】请遵医嘱服药；如正在使用其他药品，使用本药前应咨询医师或药师。

<h2>复方双花口服液</h2>

【药物组成】金银花、连翘、穿心莲、板蓝根。

【剂型】本品为棕红色的液体；久置可有微量沉淀；气微香，味苦。

【规格】每支装 10 毫升。

【用法用量】口服。成人：一次 20 毫升，一日 4 次。儿童：3 岁以下一次 10 毫升，一日 3 次；3～7 岁，一次 10 毫升，一日 4 次；7 岁以上一次 20 毫升，一日 3 次。3 天为 1 个疗程。

【功用主治】清热解毒，利咽消肿。用于风热外感、风热乳蛾，症见发热，微恶风，头痛，鼻塞流涕，咽红而痛或咽喉干燥灼痛、吞咽则加剧，咽扁桃体红肿，舌边尖红苔薄黄或舌红苔黄，脉浮数或数。

【注意事项】服药期间忌食厚味、油腻；脾胃虚寒者慎用；服药后，偶见恶心、纳差、腹泻；服药3天后或服药期间症状无改善，或症状加重，请到医院就诊；如正在使用其他药品，使用本药前应咨询医师或药师。

复方鱼腥草合剂

【药物组成】鱼腥草、黄芩、板蓝根、连翘、金银花。

【剂型】本品为黄棕色至棕色的液体；味甜、微苦涩。

【规格】每瓶装10毫升；每瓶装120毫升；每瓶装150毫升。

【用法用量】口服，一次20～30毫升，一日3次。

【功用主治】清热解毒。用于外感风热所致的急喉痹、急乳蛾，症见咽喉红肿、咽痛；也适用于急性咽炎、扁桃腺炎有上述证候者。

【注意事项】糖尿病患者禁服；如正在使用其他药品，使用本药前应咨询医师或药师。

喉疾灵片

【药物组成】人工牛黄、板蓝根、诃子肉、桔梗、猪牙皂、连翘、天花粉、珍珠层粉、广东土牛膝、冰片、山豆根、了哥王。

【剂型】本品为糖衣片或薄膜衣片，除去包衣后显棕色至棕褐色；气芳香，味苦。

【规格】糖衣片片心重0.30克；薄膜衣片每片重0.32克。

【用法用量】口服，一次 2～3 片，一日 2～4 次。

【功用主治】清热解毒，散肿止痛。用于热毒内蕴所致的两腮肿痛、咽部红肿、咽痛；也适用于腮腺炎、扁桃体炎、急性咽炎、慢性咽炎急性发作及一般喉痛见上述证候者。

【注意事项】孕妇慎用；如正在使用其他药品，使用本药前应咨询医师或药师。

蒲地蓝消炎胶囊

【药物组成】蒲公英、黄芩、苦地丁、板蓝根。

【剂型】本品为硬胶囊，内容物为棕黄色至棕褐色的颗粒和粉末；气微，味苦。

【规格】每粒装 0.4 克。

【用法用量】口服，一次 3～5 粒，一日 4 次；小儿酌减。

【功用主治】清热解毒，消肿利咽。用于疖肿、腮腺炎、咽炎、扁桃腺炎。

【注意事项】服药期间，饮食宜清淡，忌食辛辣、生冷、油腻食物；如正在使用其他药品，使用本药前应咨询医师或药师。

金莲花片

【药物组成】金莲花。

【剂型】本品为糖衣片或薄膜衣片，除去包衣后显棕色至棕褐色；味苦。

【规格】薄膜衣片每片重 0.31 克，或每片重 0.4 克。

【用法用量】口服，一次 3～4 片，一日 3 次。

【功用主治】清热解毒。用于风热邪毒袭肺、热毒内盛引起的上呼吸道感染、咽炎、扁桃体炎。

【注意事项】服药期间，忌食烟酒、辛辣、油腻食物；如疑咽部有肿物所致疼痛，应去医院就诊；如正在使用其他药品，使用本药前请咨询医师或药师。

西瓜霜润喉片

【药物组成】西瓜霜、冰片、薄荷素油、薄荷脑。

【剂型】本品为淡红色的片；气芳香，味甜而辛凉。

【规格】每片重 0.6 克。

【用法用量】含服，每小时含化 2～4 片。

【功用主治】清音利咽，消肿止痛。用于防治咽喉肿痛，声音嘶哑，喉痹，喉痛，喉蛾，口糜，口舌生疮，牙痛；急、慢性咽喉炎，急性扁桃体炎，口腔溃疡，口腔炎，牙龈肿痛等。

【注意事项】糖尿病患者及有高血压病、心脏病、肝病、肾病等慢性病且严重者应在医师指导下服用；扁桃体有化脓者应去医院就诊。

金嗓开音丸

【药物组成】金银花、连翘、玄参、板蓝根、赤芍、黄芩、桑叶、菊花、前胡、苦杏仁、牛蒡子、泽泻、胖大海、僵蚕、蝉蜕、木蝴蝶。

【剂型】本品为黑褐色的水蜜丸或大蜜丸；气微，味甘。

【规格】水蜜丸每 10 丸重 1 克；大蜜丸每丸重 9 克。

【用法用量】口服，水蜜丸一次 60～120 丸，大蜜丸一次 1～

2 丸，一日 2 次。

【功用主治】清热解毒，疏风利咽。用于风热邪毒引起的咽喉肿痛，声音嘶哑；也适用于急性咽炎、亚急性咽炎、喉炎见上述证候者。

【注意事项】不适用于外感风寒所致的咽喉痛、声音嘶哑者；凡脾虚大便溏者慎用；忌烟、酒及辛辣食物。

金嗓利咽丸

【药物组成】茯苓、法半夏、胆南星、枳实、青皮、橘红、砂仁、豆蔻、槟榔、合欢皮、六神曲、紫苏梗、生姜、蝉蜕、木蝴蝶、厚朴。

【剂型】本品为棕黑色的水蜜丸或大蜜丸；气微，味甘、微苦。

【规格】大蜜丸每丸重 9 克；水蜜丸每 100 丸重 10 克。

【用法用量】口服，水蜜丸一次 60～120 丸，大蜜丸一次 1 丸，一日 2 次。

【功用主治】燥湿化痰，疏肝理气。用于咽部不适、咽部异物感、声带肥厚等属痰湿内阻、肝郁气滞型者。

【注意事项】忌食辛辣食物。

金嗓清音丸

【药物组成】玄参、地黄、麦冬、黄芩、牡丹皮、赤芍、川贝母、泽泻、麸炒薏苡仁、石斛、炒僵蚕、薄荷、胖大海、蝉蜕、木蝴蝶、甘草。

【剂型】本品为黑褐色的水蜜丸；气微，味甜。

【规格】每 10 丸重 1 克。

【用法用量】口服，一次 60～120 丸，一日 2 次。

【功用主治】养阴清肺，化痰利咽。用于肺热阴虚所致的慢喉瘖、慢喉痹，症见声音嘶哑、咽喉肿痛、咽干；也适用于慢性喉炎、慢性咽炎见上述证候者。

【注意事项】孕妇慎用；不适用于外感风邪所致的咽喉痛、声音嘶哑者。

金嗓清音胶囊

【药物组成】玄参、地黄、麦冬、黄芩、牡丹皮、赤芍、川贝母、泽泻、麸炒薏苡仁、石斛、炒僵蚕、薄荷、胖大海、蝉蜕、木蝴蝶、甘草。

【剂型】本品为胶囊剂，内容物为棕黄色至棕褐色的颗粒；气香，味微苦。

【规格】每粒装 0.4 克。

【用法用量】口服，一次 3 粒，一日 2 次。

【功用主治】养阴清肺，化痰利咽。用于肺热阴虚所致的慢喉瘖、慢喉痹，症见声音嘶哑、咽喉肿痛、咽干；也适用于慢性咽炎、慢性喉炎见上述证候者。

【注意事项】热毒壅咽者慎用本药；服药期间忌辛辣、鱼腥食物；不宜在服药期间同时服用温补性中成药；本药不适用于外感风寒所致的咽喉痛、声音嘶哑者；服药 3 天后症状无改善，或症状加重，或出现其他症状，应去医院就诊；如正在使用其他药品，使用本药前应咨询医师或药师。

第三节　牙　　痛

牙痛一粒丸

【药物组成】蟾酥、朱砂、雄黄、甘草。

【剂型】本品为黄褐色的水丸；气微，味辛，有麻舌感。

【规格】每 125 丸重 0.3 克。

【用法用量】外用，每次取 1～2 丸，填入龋齿洞内或肿痛的齿缝处，外塞一块消毒棉花，防止药丸滑脱。

【功用主治】镇痛消肿。用于风火牙痛、牙龈肿痛、龋齿引起的肿痛。

【注意事项】将含药后渗出的唾液吐出，不可咽下。

齿痛消炎灵颗粒

【药物组成】石膏、地黄、青皮、青黛、牡丹皮、细辛、白芷、防风、荆芥、甘草。

【剂型】本品为黄棕色至棕褐色的颗粒；味甜或味微苦（无蔗糖）。

【规格】每袋装 20 克；每袋装 10g（无蔗糖）。

【用法用量】开水冲服，一次 1 袋，一日 3 次，首次加倍。

【功用主治】疏风清热，凉血止痛。用于脾胃积热、风热上攻所致的头痛身热，口干口臭，便秘燥结，牙龈肿痛；也适用于急性根尖周炎、智齿冠周炎、急性牙龈（周）炎见上述证候者。

【注意事项】有高血压病、心脏病、肝病、糖尿病、肾病等慢性病且严重者应在医师指导下服用；服药时最好配合牙科治疗。

黄连上清丸

【药物组成】黄连、酒大黄、菊花、栀子、连翘、炒蔓荆子、荆芥穗、白芷、黄芩、桔梗、防风、薄荷、黄柏、川芎、石膏、旋覆花、甘草。

【剂型】本品为暗黄色至黄褐色的水丸、黄棕色至棕褐色的水蜜丸、黑褐色的大蜜丸或小蜜丸；气芳香，味苦。

【规格】水丸每袋装 6 克；水蜜丸每 40 丸重 3 克；小蜜丸每 100 丸重 20 克；大蜜丸每丸重 6 克。

【用法用量】口服，水丸或水蜜丸一次 3～6g，小蜜丸一次 6～12 克（30～60 丸），大蜜丸一次 1～2 丸，一日 2 次。

【功用主治】散风清热，泻火止痛。用于风热上攻、肺胃热盛所致的头晕目眩，暴发火眼，牙齿疼痛，口舌生疮，咽喉肿痛，耳痛耳鸣，大便秘结，小便短赤。

【注意事项】服用本药期间忌食辛辣食物；孕妇慎用；脾胃虚寒者禁用。

牛黄上清丸

【药物组成】人工牛黄、大黄、石膏、地黄、栀子、黄芩、连翘、当归、菊花、薄荷、荆芥穗、白芷、川芎、黄连、赤芍、桔梗、黄柏、甘草、冰片。

【剂型】本品为红褐色至黑褐色的小蜜丸、大蜜丸或棕黄色至深棕色的水丸；气芳香，味苦。

【规格】水丸每 16 粒重 3 克；小蜜丸每 100 丸重 20 克，或每袋装 6 克；大蜜丸每丸重 6 克。

【用法用量】口服，水丸一次 3 克，小蜜丸一次 6 克（30 丸），大蜜丸一次 1 丸，一日 2 次。

【功用主治】清热泻火，散风止痛。用于热毒内盛、风火上攻所致的头痛眩晕，目赤耳鸣，咽喉肿痛，口舌生疮，牙龈肿痛，大便燥结。

【注意事项】服用本药期间忌食辛辣食物；不宜同时服用温补性中成药；孕妇、哺乳期妇女脾胃虚寒者慎用；有心律失常、心脏病、肝病、肾病等慢性病且严重者或正在接受其他治疗的患者及儿童、年老体弱者、大便溏软者，应在医师指导下服用。

唇齿清胃丸

【药物组成】大黄、黄芩、龙胆、黄柏、栀子、知母、升麻、防风、陈皮、白芷、冰片、薄荷脑、地黄、石膏。

【剂型】本品为黑色的水蜜丸，除去包衣后显黄棕色至棕褐色；或为棕褐色的小蜜丸或大蜜丸；味凉苦。

【规格】水蜜丸每袋装 4.5 克；小蜜丸每 100 丸重 20 克；大蜜丸每丸重 9 克。

【用法用量】口服，水蜜丸一次 1 袋，小蜜丸一次 9 克，大蜜丸一次 1 丸，一日 1～2 次。

【功用主治】清胃火。用于由胃火引起的牙龈肿痛，口干唇裂，咽喉痛。

【注意事项】孕妇忌服本药；脾胃虚寒、食少、大便次数多、便溏者也不适用；有高血压病、心脏病、肝病、糖尿病、肾病等慢性病且严重者应在医师指导下服用。

第四节 眼 病

马应龙八宝眼膏

【药物组成】炉甘石、冰片、硼砂、珍珠、人工麝香、人工牛黄、琥珀、硇砂。

【剂型】本品为浅黄色至浅黄棕色的软膏；气香，有清凉感。

【规格】每支装 2 克。

【用法用量】外用，点入眼睑内，一日 2～3 次。

【功用主治】清热退赤，止痒去翳。用于眼睛红肿痛痒，流泪，沙眼，眼睑红烂。

【注意事项】小儿应在医师指导下用药；用药时有异感或用药 3 天后症状无改善者应到医院就诊；如与其他眼药同用，应在间隔 1 小时后方可；药物应用后无明显沙涩磨痛方可应用。

开光复明丸

【药物组成】栀子、黄连、黄芩、黄柏、大黄、泽泻、玄参、红花、龙胆、赤芍、当归尾、菊花、防风、生地黄、石决明、蒺藜、羚羊角粉、冰片。

【剂型】本品为黑褐色的大蜜丸；味甘而苦。

【规格】每丸重 6 克。

【用法用量】口服，1 次 1～2 丸，1 日 2 次。

【功用主治】清热散风，退翳明目。用于肝胆热盛引起的暴发火眼，红肿痛痒，眼睑赤烂，云翳气蒙，羞明多眵。

【注意事项】孕妇及脾胃虚寒者忌服；忌食辛辣食物。

明目上清片

【药物组成】桔梗、熟大黄、天花粉、石膏、麦冬、玄参、栀子、蒺藜、蝉蜕、甘草、陈皮、菊花、车前子、当归、黄芩、赤芍、黄连、枳壳、薄荷脑、连翘、荆芥油。

【剂型】本品为棕色至棕褐色的片；或为薄膜衣片，除去包衣后显棕色至棕褐色；味苦。

【规格】素片每片重 0.60 克；薄膜衣片每片重 0.63 克。

【用法用量】口服，一次 4 片，一日 2 次。

【功用主治】清热散风，明目止痛。用于暴发火眼，红肿作痛，头晕目眩，眼边刺痒，大便燥结，小便赤黄。

【注意事项】孕妇、年老体弱者、白内障患者忌服；有高血压病、心脏病、肾病、糖尿病等慢性病且严重者应在医师指导下服用；应用本药时一般应配合治疗暴发火眼的外用眼药，不能仅用本药。

和血明目片

【药物组成】蒲黄、丹参、地黄、墨旱莲、菊花、黄芩（炒炭）、决明子、车前子、茺蔚子、女贞子、夏枯草、龙胆、郁金、木贼、赤芍、牡丹皮、山楂、当归、川芎。

【剂型】本品为糖衣片或薄膜衣片，除去包衣后显棕褐色；气微香，味苦、辛。

【规格】糖衣片片心重 0.3 克；薄膜衣片每片重 0.31 克。

【用法用量】口服，一次 5 片，一日 3 次。

【功用主治】凉血止血，滋阴化瘀，养肝明目。用于阴虚肝旺、热伤络脉所引起的眼底出血。

【注意事项】服药期间，饮食宜清淡，避免烟酒及辛辣刺激性食物；如正在使用其他药品，使用本药前应咨询医师或药师。

第五节　耳　病

耳聋丸

【药物组成】龙胆、栀子、九节菖蒲、当归、黄芩、地黄、泽泻、木通、甘草、羚羊角。

【剂型】本品为黑褐色的小蜜丸或大蜜丸；味苦。

【规格】小蜜丸每45丸重7克；大蜜丸每丸重7克。

【用法用量】口服，小蜜丸一次7克，大蜜丸一次1丸，一日2次。

【功用主治】清热泻火，利湿通便。用于肝胆火盛，头眩目胀，耳聋耳鸣，耳内流脓，大便干燥，小便赤黄。适用于各种耳聋、耳鸣、脑鸣、听力下降、神经性耳聋、药物中毒性耳聋、突发性耳聋、外伤性耳聋、老年性耳聋、噪声性耳聋等耳部疾病。

【注意事项】孕妇忌服；年老体弱、大便溏软及脾肾两虚寒证者慎用。

耳聋左慈丸

【药物组成】磁石、熟地黄、山茱萸、牡丹皮、山药、茯苓、泽泻、竹叶柴胡。

【剂型】本品为棕黑色的水蜜丸、黑褐色的小蜜丸或大蜜丸；味甜、微酸。

【规格】水蜜丸每15丸重3克；小蜜丸每8丸相当于原药材3克；大蜜丸每丸重9克。

【用法用量】口服，水蜜丸一次6克，小蜜丸一次9克，大蜜丸一次1丸，一日2次。

【功用主治】滋肾平肝。用于肝肾阴虚，耳鸣耳聋，头晕目眩。

【注意事项】感冒时不宜服用；有高血压病、心脏病、肝病、糖尿病、肾病等慢性病且严重者应在医师指导下服用；本品只用于肝肾阴虚证之听力逐渐减退，耳鸣如蝉声者，凡属外耳、中耳病变而出现的耳鸣。

杞菊地黄口服液

【药物组成】枸杞子、菊花、熟地黄、山茱萸、牡丹皮、山药、茯苓、泽泻。

【剂型】本品为棕黄色的液体；气香，味微酸。

【规格】每支装10毫升。

【用法用量】口服，一次10毫升，一日2次。

【功用主治】滋肾养肝。用于肝肾阴虚，眩晕耳鸣，羞明畏光，视物昏花。

【注意事项】脾胃虚寒、大便稀溏者慎用本药；用药2周后症状未改善，应去医院就诊；如正在使用其他药品，使用本药前应咨询医师或药师。

益气聪明丸

【药物组成】升麻、葛根、黄柏、白芍、蔓荆子、党参、黄芪、炙甘草。

【剂型】本品为棕色至棕黑色的水蜜丸；气微，味甜。

【规格】每瓶 4.5 克；每袋装 9 克。

【用法用量】口服，一次 9 克，一日 1 次。

【功用主治】益气升阳，聪耳明目。用于视物昏花，耳聋耳鸣。

【注意事项】突发性耳聋者应在医生指导下使用本药；本药适用于虚性耳鸣耳聋，凡实证者慎用；服药 7 天后症状无改善，或出现其他症状，应去医院就诊；如正在使用其他药品，使用本药前应咨询医师或药师。

通窍耳聋丸

【药物组成】北柴胡、龙胆、芦荟、熟大黄、黄芩、青黛、天南星（矾炙）、木香、醋青皮、陈皮、当归、栀子（姜炙）。

【剂型】本品为白色光亮的水丸，除去包衣后呈绿褐色；味苦。

【规格】每 100 粒重 6 克。

【用法用量】口服，一次 6 克，一日 2 次。

【功用主治】清肝泻火，通窍润便。用于肝经热盛，头目眩晕，耳聋蝉鸣，耳底肿痛，目赤口苦，胸膈满闷，大便燥结。

【注意事项】孕妇忌服；服药期间，忌食辛辣食物；本药苦寒，易伤正气，体弱年迈及脾胃虚寒者慎服。

第六节　鼻　　病

千柏鼻炎片

【药物组成】千里光、卷柏、羌活、决明子、麻黄、川芎、白芷。

【剂型】本品为薄膜衣片，除去包衣后显棕褐色至棕黑色；味苦。

【规格】每片重 0.44 克。

【用法用量】口服，一次 3～4 片，一日 3 次。

【功用主治】清热解毒，活血祛风，宣肺通窍。用于风热犯肺、内郁化火、凝滞气血所致的鼻塞、鼻痒气热、流涕黄稠，或持续鼻塞、嗅觉迟钝；也适用于急慢性鼻炎、急慢性鼻窦炎见上述证候者。

【注意事项】服药期间，忌辛辣、鱼腥食物；不宜同时服用温补性中成药；孕妇、运动员慎用；有高血压病、心脏病等慢性病者，应在医师指导下服用；急性鼻炎者服药 3 天后症状无改善，或出现其他症状，应去医院就诊；如正在服用其他药物，使用本药前请咨询医师或药师。

利鼻片

【药物组成】蒲公英、黄芩、薄荷、白芷、苍耳子、辛夷、细辛。

【剂型】本品为糖衣片，除去糖衣后显棕褐色；味苦、微辛。

【规格】每片重 0.25 克。

【用法用量】口服，一次 4 片，一日 2 次。

【功用主治】清热解毒，祛风开窍。用于鼻渊，鼻塞流涕。

【注意事项】儿童、孕妇、肝病及肾病患者禁用；老年患者慎用；连续服用本品不得超过 2 周。

辛夷鼻炎丸

【药物组成】辛夷、薄荷、紫苏叶、甘草、广藿香、苍耳子、鹅不食草、板蓝根、山白芷、防风、鱼腥草、菊花、三叉苦。

【剂型】本品为黑色的包衣浓缩水丸，除去包衣后显棕褐色；气芳香，味甘、微苦。

【规格】每 10 丸重 1 克。

【用法用量】口服，一次 3 克，一日 3 次。

【功用主治】祛风，清热，解毒。用于鼻炎。

【注意事项】用药后如感觉唇部麻木者应停药；如正在服用其他药品，使用本品前请咨询医师或药师。

鼻窦炎口服液

【药物组成】辛夷、荆芥、薄荷、桔梗、竹叶柴胡、苍耳子、白芷、川芎、黄芩、栀子、茯苓、川木通、黄芪、龙胆。

【剂型】本品为深棕黄色至深棕褐色的液体；气芳香，味苦。

【规格】每支装 10 毫升。

【用法用量】口服，一次 10 毫升，一日 3 次，20 天为 1 个疗程。

【功用主治】通利鼻窍。用于鼻塞不通，流黄稠涕；急、慢性鼻炎、副鼻窦炎等。

【注意事项】用药后如感觉唇部麻木者应停服；虚证患者忌用；本品不建议长期服用。

第十章
皮肤科疾病的中成药速查

第一节 疮 疡

九一散

【药物组成】石膏、红粉。

【剂型】本品为浅橙色或浅粉红色的细腻粉末。

【规格】每瓶装 1.5 克。

【用法用量】外用，取本品适量均匀地撒于患处，对深部疮口及瘘管，可将含本品的纸捻条插入，疮口表面均用油膏或敷料盖贴。每日换药一次或遵医嘱。

【功用主治】提脓拔毒，去腐生肌。用于疮疡痈疽溃后，流腐未尽，或已渐生新肉的疮口。

【注意事项】本品专供外用，不可入口。凡肌薄无肉处不能化脓，或仅有稠水者忌用。

五福化毒丸

【药物组成】水牛角浓缩粉、连翘、青黛、黄连、牛蒡子、玄参、地黄、桔梗、芒硝、赤芍、甘草。

【剂型】本品为黑色的水蜜丸、小蜜丸或大蜜丸；味甜、微苦、咸。

【规格】水蜜丸每10粒重1克；小蜜丸每100丸重20克；大蜜丸每丸重3克。

【用法用量】口服，水蜜丸一次2克，小蜜丸一次3克（15丸），大蜜丸一次1丸，一日2～3次。

【功用主治】清热解毒，凉血消肿。用于血热毒盛，小儿疮疖，痱毒，咽喉肿痛，口舌生疮，牙龈出血，痄腮。

【注意事项】忌辛辣、油腻食物；婴幼儿应在医师指导下服用；脾虚易腹泻者应在医师指导下服用。

西黄丸

【药物组成】牛黄或体外培育牛黄、麝香或人工麝香、醋乳香、醋没药。

【剂型】本品为棕褐色至黑褐色的糊丸；气芳香，味微苦。

【规格】每20丸重1克。

【用法用量】口服，一次3克，一日2次。

【功用主治】清热解毒，消肿散结。用于热毒壅结所致的痈疽疔毒、瘰疬、流注、癌肿等。

【注意事项】孕妇禁服。

拔毒膏

【药物组成】金银花、连翘、大黄、桔梗、地黄、栀子、黄柏、黄芩、赤芍、当归、川芎、白芷、白蔹、木鳖子、蓖麻子、玄参、苍术、蜈蚣、樟脑、穿山甲、没药、儿茶、乳香、红粉、血竭、轻粉。

【剂型】本品为摊于布上或纸上的黑膏药。

【规格】每张净重 0.5 克。

【用法用量】外用，加热软化，贴于患处，隔日换药一次，溃脓时每日换药一次。

【功用主治】清热解毒，活血消肿。多用于治疗疖疔痈发、有头疽之初期或化脓期等。

【注意事项】孕妇、儿童禁用；患处有红肿及溃烂时不宜贴，以免发生化脓性感染；如果贴膏药后局部皮肤出现丘疹、水疱、自觉瘙痒剧烈，说明对此膏药过敏，应立即停止贴敷，并进行抗过敏治疗。

九圣散

【药物组成】苍术、黄柏、紫苏叶、苦杏仁、薄荷、乳香、没药、轻粉、红粉。

【剂型】本品为棕黄色至浅棕色的粉末；气清香。

【规格】每瓶装 8 克。

【用法用量】外用，用花椒油或食用植物油调敷或撒布患处。

【功用主治】解毒消肿，除湿止痒。用于湿毒瘀结所致的湿疮、臁疮、黄水疮、足癣，症见皮肤湿烂、溃疡、渗出脓水。

【注意事项】不可内服。

第二节　瘰疬、瘿瘤、丹毒

小金丸

【药物组成】人工麝香、木鳖子、制草乌、枫香脂、乳香、没药、五灵脂、当归、地龙、香墨。

【剂型】本品为黑褐色的糊丸；气香，味微苦。

【规格】每 100 丸重 6 克。

【用法用量】打碎后口服，一次 1.2~3 克，一日 2 次；小儿酌减。

【功用主治】散结消肿，化瘀止痛。用于阴疽初起，皮色不变，肿硬作痛，多发性脓肿，瘿瘤，瘰疬，乳岩，乳癖等。

【注意事项】孕妇禁用；不可与参剂同服；不宜过量久服。

消瘿丸

【药物组成】昆布、海藻、蛤壳、浙贝母、桔梗、夏枯草、陈皮、槟榔。

【剂型】褐色的大蜜丸；味咸、涩。

【规格】每丸重 3 克。

【用法用量】口服，一次 1 丸，一日 3 次，饭前服用；小儿酌减。

【功用主治】散结消瘿。用于瘿瘤初起，单纯性地方性甲状腺肿。

【注意事项】孕妇慎用；甲状腺功能亢进症患者慎用。

如意金黄散

【药物组成】姜黄、大黄、黄柏、苍术、厚朴、陈皮、甘草、生天南星、白芷、天花粉。

【剂型】本品为黄色至金黄色的粉末；气微香，味苦、微甘。

【规格】每袋装 12 克。

【用法用量】外用。红肿、烦热、疼痛，用清茶调敷；漫肿无头，用醋或葱酒调敷，亦可用植物油或蜂蜜调敷。一日数次。

【功用主治】清热解毒，消肿止痛。用于热毒瘀滞肌肤所致疮疡肿痛、丹毒流注，症见肌肤红、肿、热、痛；亦可用于跌打损伤。

【注意事项】外用药，不可内服；用毕洗手，切勿接触眼睛、口腔等黏膜处；皮肤破溃处禁用；用药期间，忌辛辣、刺激性食物；儿童、孕妇、哺乳期妇女、年老体弱者应在医师指导下使用；疮疖较重或局部变软化脓或已破溃者以及全身高热者应去医院就诊；本品不宜长期或大面积使用，用药后局部出现皮疹等过敏表现者应停用；用药 3 天症状无缓解，应去医院就诊；如正在使用其他药品，使用本药前请咨询医师或药师。

紫金锭

【药物组成】山慈菇、红大戟、千金子霜、五倍子、人工麝香、朱砂、雄黄。

【剂型】本品为暗棕色至褐色的长方形或棍状的块体；气特异，味辛而苦。

【规格】每锭重 0.3 克或 3 克。

【用法用量】口服，一次 0.6 克～1.5 克，一日 2 次。外用，醋磨调敷患处。

【功用主治】辟瘟解毒，消肿止痛。用于中暑，脘腹胀痛，恶心呕吐，痢疾泄泻，小儿痰厥；外治疔疮疖肿，痄腮，丹毒，喉风。

【注意事项】孕妇忌服；运动员也应慎服。

第三节　其　　他

乌蛇止痒丸

【药物组成】乌梢蛇、防风、蛇床子、苦参、关黄柏、苍术、红参须、牡丹皮、蛇胆汁、人工牛黄、当归。

【剂型】本品为黑色的包衣浓缩水丸，除去包衣后显棕褐色；气香，味苦、辛。

【规格】每 10 丸重 1.25 克。

【用法用量】口服，一次 2.5 克（约 20 丸），一日 3 次。

【功用主治】养血祛风，燥湿止痒。用于皮肤瘙痒，荨麻疹。

【注意事项】孕妇禁用；服本药时不宜同时服藜芦、五灵脂、皂荚或其制剂；不宜喝茶和吃萝卜，以免影响疗效；糖尿病、肾病、肝病、肿瘤等疾病引起的皮肤瘙痒，不属本品适应证；感冒时，不宜服用本药；患处不宜用热水洗烫；如出现不良反应，应停药，并向医师咨询；小儿使用本品时，应在医师指导下，减量服用。

生发搽剂

【药物组成】闹羊花、补骨脂、生姜。

【剂型】本品为棕色澄清液体；气香。

【规格】每瓶装 20 毫升。

【用法用量】外用，涂擦患处，一日 2～3 次。

【功用主治】温经通脉。用于经络阻滞、气血不畅所致的油风，症见头部毛发成片脱落、头皮光亮、无痛痒；也适用于斑秃见上述证候者。

【注意事项】局部皮肤破损处禁用；切忌口服及入眼；发生过敏反应时停用；不可大剂量或长期使用。

复方青黛丸

【药物组成】青黛、乌梅、蒲公英、紫草、白芷、丹参、白鲜皮、建曲、绵马贯众、土茯苓、马齿苋、绵萆薢、焦山楂、南五味子（酒蒸）。

【剂型】本品为深蓝色的包衣水丸，除去包衣后显灰褐色；气微，味微苦、酸。

【规格】每袋装 6 克。

【用法用量】口服。一次 6 克，一日 3 次。

【功用主治】清热凉血，解毒消斑。用于血热所致的白疕、血风疮，症见皮疹色鲜红、筛状出血明显、鳞屑多、瘙痒明显，或皮疹为圆形、椭圆形红斑，上附糠秕状鳞屑，有母斑；也适用于银屑病进行期、玫瑰糠疹见上述证候者。

【注意事项】孕妇禁用；肝脏生化指标异常、消化性溃疡、白细胞低者也应禁用；本品药性偏寒，脾胃虚寒、胃肠不适及体质虚弱者慎用；服药期间忌烟、酒及辛辣、油腻食物；用药期间注意监测肝生化指标、血象及患者临床表现，若出现肝脏生化指标异常、白细胞减少、便血及严重腹痛、腹泻等，应立即停药，及时就医。

金蝉止痒胶囊

【药物组成】金银花、栀子、黄芩、苦参、黄柏、龙胆、白芷、白鲜皮、蛇床子、蝉蜕、连翘、地肤子、地黄、青蒿、广藿香、甘草。

【剂型】本品为硬胶囊，内容物为棕黄色至棕褐色的颗粒或粉末；气清香，味苦。

【规格】每粒装 0.5 克。

【用法用量】口服，一次 6 粒，一日 3 次，饭后服用。

【功用主治】清热解毒，燥湿止痒。用于湿热内蕴所引起的丘疹性荨麻疹、夏季皮炎皮肤瘙痒。

【注意事项】孕妇禁用；婴幼儿、脾胃虚寒者慎用；如正在使用其他药品，使用本品前请咨询医师或药师。

湿毒清片

【药物组成】地黄、当归、丹参、蝉蜕、苦参、白鲜皮、甘草、黄芩、土茯苓。

【剂型】本品为薄膜衣片，除去包衣后显棕黄色至棕褐色；味微苦。

【规格】每片重 0.62 克；每片重 0.5 克。

【用法用量】口服，一次 3～4 片，一日 3 次。

【功用主治】养血润肤，祛风止痒。用于血虚风燥所致的风瘙痒，症见皮肤干燥、脱屑、瘙痒，伴有抓痕、血痂、色素沉着；也适用于皮肤瘙痒症见上述证候者。

【注意事项】孕妇及过敏体质者慎用；服药期间忌食辛辣、海鲜之品。

第十一章

骨伤科疾病的中成药速查

第一节　跌打损伤

七厘散

【药物组成】血竭、儿茶、乳香、没药、红花、朱砂、冰片、人工麝香。

【剂型】本品为朱红色至紫红色的粉末或易松散的块；气香，味辛、苦，有清凉感。

【规格】每瓶装 3 克。

【用法用量】口服，一次 1～1.5 克，一日 1～3 次；外用，调敷患处。

【功用主治】活血祛瘀，止痛收口，消肿，舒筋。用于跌打损伤，筋断骨折，瘀血肿痛，刀伤出血，无名肿毒，烧伤烫伤。

【注意事项】本方药性走窜，耗气堕胎，不可多服；孕妇忌服。

云南白药

【药物组成】三七、麝香、草乌、蒲黄、白及等。

【剂型】本品为灰黄色至浅棕黄色的粉末；具特异香气，略感清凉，并有麻舌感。保险子为红色的球形或类球形水丸，剖面呈棕色或棕褐色；气微，味微苦。

【规格】每瓶装 4 克，保险子 1 粒。

【用法用量】刀伤、枪伤、跌打诸伤，无论轻重，出血者用温开水送服；瘀血肿痛及未出血者用酒送服；妇科各种出血，用酒送服；妇女经血过多、红崩，用温开水送服；毒疮初起，服 0.25 克，另取药粉用酒调匀，敷患处，如已化脓，只需内服。其他内出血各症状均可内服。口服，每次 0.25～0.5 克，一日 4 次（2～5 岁按成人量 1/4 服用，5～12 岁按成人量 1/2 服用）。凡遇较重的跌打损伤可先服红色保险子，轻伤及其他病症不必服。

【功用主治】化瘀止血，活血止痛，解毒消肿。用于跌打损伤，瘀血肿痛，吐血、咯血、便血、痔血、崩漏下血，支气管及肺结核咯血，溃疡病出血，疮疡肿毒及软组织挫伤，闭合性骨折，以及皮肤感染性疾病。

【注意事项】服药一日内，忌食蚕豆、鱼类和酸冷食物；外用前务必清洁创面；孕妇忌用；伴有严重心律失常的患者不宜使用；有组织破损或感染者，外敷用药之前必须认真彻底清创、冲洗、消毒；有的患者外敷云南白药后可有轻微灼痛，随着病情的好转将逐渐消失；偶有过敏反应。

三七伤药片

【药物组成】三七、草乌、雪上一枝蒿、骨碎补、红花、接骨木、赤芍、冰片。

【剂型】本品为糖衣片，除去糖衣后显棕褐色；味微苦。

【规格】每片片心重 0.33 克

【用法用量】口服，一次 3 片，一日 3 次；或遵医嘱。

【功用主治】舒筋活血，散瘀止痛。用于跌打损伤，风湿瘀阻，关节痹痛；也适用于急、慢性扭挫伤，神经痛见上述证候者。

【注意事项】孕妇禁用；心血管疾病患者慎用；本品药性强烈，应按规定量服用。

正骨水

【药物组成】龙川、木香、海风藤、土鳖虫、豆豉姜、猪牙皂、香加皮、莪术、买麻藤、过江龙、香樟、徐长卿、降香、两面针、碎骨木、羊耳菊、虎杖、五味藤、千斤拔、朱砂根、横经席、穿壁风、鹰不扑、草乌、薄荷脑、樟脑。

【剂型】本品为棕红色的澄清液体；气芳香。

【规格】每瓶装 30 毫升。

【用法用量】外用，用药棉蘸药液轻搽患处；重症者用药液湿透药棉敷患处 1 小时，每日 2～3 次。

【功用主治】活血祛瘀，舒筋活络，消肿止痛。用于跌打扭伤以及体育运动后消除疲劳。

【注意事项】孕妇禁用；血虚无瘀者禁用；可用于因各种原因造成的骨折，跌打扭伤，但骨折或脱臼者必须将患骨复位后方可敷药；敷药后不可在患处包扎；如患处皮肤破损，应先止血，然后搽于周围，不能搽入伤口；用毕洗手，切勿接触眼睛、口腔等处黏膜；儿童、孕妇、经期及哺乳期妇女、年老体弱者应在医师指导下使用；不宜长期或大面积使用；

用药过程中如有瘙痒起疹，暂停使用。

消肿止痛酊

【药物组成】木香、防风、荆芥、细辛、五加皮、桂枝、牛膝、川芎、徐长卿、白芷、莪术、红杜仲、大罗伞、小罗伞、两面针、黄藤、栀子、三棱、沉香、樟脑、薄荷脑。

【剂型】本品为黄褐色的澄清液体；气芳香，味辛、苦。

【规格】每瓶装 33 毫升。

【用法用量】外用，擦患处。

【功用主治】舒筋活络，消肿止痛。用于跌打扭伤，风湿骨痛，无名肿毒，腮腺炎肿痛。

【注意事项】孕妇禁用；切勿接触眼睛；皮肤破溃处禁用；经期及哺乳期妇女慎用；儿童、年老体弱者应在医师指导下使用；本品不宜长期或大面积使用；用药后皮肤过敏者应停止使用，症状严重者应去医院就诊；对酒精过敏者禁用。

跌打丸

【药物组成】三七、赤芍、白芍、红花、血竭、续断、苏木、乳香、没药、醋三棱、甘草、当归、桃仁、北刘寄奴、烫骨碎补、牡丹皮、姜黄、防风、甜瓜子、枳实、桔梗、木通、煅自然铜、土鳖虫。

【剂型】本品为黑褐色至黑色的小蜜丸或大蜜丸；气微腥，味苦。

【规格】小蜜丸每 10 丸重 2 克；大蜜丸每丸重 3 克。

【用法用量】口服，小蜜丸一次 3 克，大蜜丸一次 1 丸，一日 2 次。

【功用主治】活血散瘀，消肿止痛。用于跌打损伤，筋断骨折，瘀血肿痛，闪腰岔气。

【注意事项】孕妇禁用。

跌打活血散

【药物组成】红花、当归、烫骨碎补、续断、乳香、没药、儿茶、大黄、土鳖虫、血竭、三七、冰片。

【剂型】本品为红棕色至红褐色的粉末；气香，味微苦。

【规格】每袋（瓶）装3克。

【用法用量】口服，温开水或黄酒送服，一次3克，一日2次。也可外用，以黄酒或醋调敷患处。

【功用主治】舒筋活血，散瘀止痛。用于跌打损伤，瘀血疼痛，闪腰岔气。

【注意事项】外用后须洗净双手，切勿接触眼睛；皮肤破伤处不宜外敷；孕妇禁用；用药期间忌生冷、油腻食物。

跌打镇痛膏

【药物组成】土鳖虫、生草乌、马钱子、大黄、降香、两面针、黄芩、黄柏、樟脑、水杨酸甲酯、薄荷素油、薄荷脑、虎杖、冰片。

【剂型】本品为棕黑色的片状橡胶膏，久置后膏背面有轻微泛黄；气芳香。

【规格】每贴10厘米×7厘米；每贴10厘米×400厘米。

【用法用量】外用，贴患处。

【功用主治】活血止痛，散瘀消肿，祛风胜湿。用于急、慢性扭挫伤，慢性腰腿痛，风湿关节痛。

【注意事项】孕妇及皮肤过敏者慎用。

活血止痛软胶囊

【药物组成】当归、三七、醋乳香、土鳖虫、煅自然铜、冰片。

【剂型】本品为软胶囊，内容物为黄棕色至棕褐色黏稠液体；气芳香，味微苦。

【规格】每粒装 0.65 克。

【用法用量】口服，温开水送服，一次 2 粒，一日 3 次。7 天为 1 个疗程。

【功用主治】活血散瘀，消肿止痛。用于跌打损伤，瘀血肿痛。

【注意事项】孕妇禁用；临床试验期间个别患者出现血清转氨酶一过性升高；肝功能不全者慎用；服药期间忌生冷、油腻食物；儿童、经期及哺乳期妇女、年老体弱者以及患有高血压病、心脏病、糖尿病等慢性病的患者应在医师指导下服用本药；服药 3 天症状无缓解，应去医院就诊，不宜长期服用本药；对本药过敏者或本药性状发生改变时应禁用；过敏体质者慎用；如正在使用其他药品，使用本品前请咨询医师或药师。

万灵五香膏

【药物组成】穿山甲、羌活、桃仁、肉桂、大黄、制没药、玄参、马钱子、牛膝、赤芍、血余炭、红花、制乳香、苦杏仁、地黄、人工麝香、生川乌、白芷、当归、川芎、续断。

【剂型】本品为摊于兽皮或布上的黑膏药和瓶（袋）装的黄

棕色粉末；气香。

【规格】每张膏药净重 15 克，每小瓶装药粉 0.38 克；每张膏药净重 30 克，每小瓶装药粉 0.38 克。

【用法用量】外用。加温软化，将小瓶内的药粉倒在膏药中心，稍加黏合后，贴于患处。每次用 1～2 贴，3～4 天换一次。

【功用主治】活血通络，消肿止痛。用于风湿痹症，关节肿痛，筋骨酸楚，跌打损伤，骨折瘀阻，陈伤隐痛。

【注意事项】孕妇及皮肤破损处禁用；心脏病患者慎用；本药含乌头碱、马钱子，应严格在医生指导下使用，使用时若出现恶心、呕吐、腹痛、腹泻、头昏眼花，口舌、四肢及全身发麻、畏寒、继之瞳孔散大、视物模糊、呼吸困难、手足抽搐、躁动、大小便失禁等情况应立即停用，并迅速去医院就诊。

跌打七厘片

【药物组成】人工麝香、三七、血竭、醋没药、红花、冰片、朱砂、醋乳香、酒当归、儿茶。

【剂型】本品为棕红色的片或薄膜衣片，薄膜衣片除去包衣后显棕红色；具特异香气，味微苦、涩。

【规格】素片每片重 0.3 克；薄膜衣片每片重 0.31 克。

【用法用量】口服，一次 1～3 片，一日 3 次；亦可用酒送服。

【功用主治】活血，散瘀，消肿，止痛。用于跌打损伤，外伤出血。

【注意事项】肝肾功能不全、造血系统疾病、孕妇及哺乳期妇女禁用；本品含朱砂，不宜长期服用；本品为处方药，须在医生指导下使用；服用本品应定期检查血、尿中汞离子浓度，检查肝、肾功能，如超过规定限度者立即停用。

第二节　肩颈疲劳疼痛

颈复康颗粒

【药物组成】羌活、川芎、葛根、秦艽、威灵仙、苍术、丹参、白芍、地龙、红花、乳香、黄芪、党参、地黄、石决明、花蕊石、关黄柏、王不留行、桃仁、没药、土鳖虫。

【剂型】本品为黄褐色或棕褐色的颗粒；味微苦。

【规格】每袋装 5 克。

【用法用量】60℃以下温开水冲服，一次 1～2 袋，一日 2 次，饭后服用。

【功用主治】活血通络，散风止痛。用于颈椎病引起的头晕，肩背酸痛，手臂麻木。

【注意事项】年老体弱、高血压病、糖尿病患者应在医师指导下使用；发热患者暂停使用。

颈痛颗粒

【药物组成】三七、川芎、延胡索、羌活、白芍、威灵仙、葛根。

【剂型】本品为黄棕色的颗粒；气香，味辛、微苦。

【规格】每袋装 4 克。

【用法用量】开水冲服，一次 1 袋，一日 3 次，饭后服用。2

周为 1 个疗程。

【功用主治】活血化瘀，行气止痛。用于神经根型颈椎病属血瘀气滞，脉络闭阻证，症见颈、肩及上肢疼痛、发僵或窜麻、窜痛。

【注意事项】孕妇忌服；消化道溃疡及肝肾功能减退者慎用；长期服用应向医师咨询，定期监测肝肾功能；忌与茶同饮；过敏体质患者在用药期间可能有皮疹、瘙痒出现，停药后会逐渐消失，一般不需要作特殊处理。

颈舒颗粒

【药物组成】三七、当归、川芎、红花、天麻、肉桂、人工牛黄。

【剂型】本品为黄棕色至棕褐色的颗粒；气微香、味苦。

【规格】每袋装 6 克。

【用法用量】温开水冲服，一次 6 克，一日 3 次。1 个月为 1 个疗程。

【功用主治】活血化瘀，温经通窍止痛。用于神经根型颈椎病属瘀血阻络证，症见颈肩部僵硬、疼痛、患侧上肢窜痛。

【注意事项】孕妇禁用；服药期间忌生冷、油腻食物；过敏体质者慎用。

壮骨伸筋胶囊

【药物组成】淫羊藿、熟地黄、鹿衔草、骨碎补、肉苁蓉、鸡血藤、红参、狗骨、茯苓、威灵草、豨莶草、葛根、延胡索、山楂、洋金花。

【剂型】本品为胶囊剂，内容物为棕色的颗粒；气微，味微苦。

【规格】每粒装 0.3 克。

【用法用量】口服，一次 6 粒，一日 3 次。4 周为 1 个疗程。或遵医嘱。

【功用主治】补益肝肾，强筋健骨，活络止痛。用于肝肾两虚、寒湿阻络所致的神经根型颈椎病，症见肩臂疼痛、麻木、活动障碍。

【注意事项】青光眼患者和孕妇禁服；本品含洋金花，不宜超量服用；高血压病、心脏病患者慎用。

第三节　腰　　痛

腰痛丸

【药物组成】杜仲叶（盐炒）、盐补骨脂、狗脊（制）、续断、当归、赤芍、炒白术、牛膝、泽泻、肉桂、乳香（制）、土鳖虫（酒炒）。

【剂型】本品为棕褐色至棕黑色的水蜜丸；气微香，味微苦、甘、辛。

【规格】每 10 粒重 0.75 克；每 10 粒重 1 克。

【用法用量】用盐水送服，一次 9 克，一日 2 次。

【功用主治】补肾活血，强筋止痛。用于肾阳不足、瘀血阻络所致的腰痛及腰肌劳损。

【注意事项】孕妇禁用；阴虚火旺及实热者也应慎用。

腰痛宁胶囊

【药物组成】马钱子粉（调制）、土鳖虫、川牛膝、甘草、麻黄、乳香（醋制）、没药（醋制）、全蝎、僵蚕（麸炒）、麸炒苍术。

【剂型】本品为硬胶囊，内容物为黄棕色至黄褐色的粉末；气微香，味微苦。

【规格】每粒装 0.3 克。

【用法用量】黄酒兑少量温开水送服，一次 4～6 粒，一日 1 次；睡前半小时服或遵医嘱。

【功用主治】消肿止痛，疏散寒邪，温经通络。用于寒湿瘀阻经络所致的腰椎间盘突出症、坐骨神经痛、腰肌劳损、腰肌纤维炎、风湿性关节炎痛，症见腰腿痛、关节痛及肢体活动受限者。

【注意事项】孕妇、儿童禁用；心脏病、高血压病及脾胃虚寒者慎用；不可过量久服；脑出血后遗症及脑血栓形成的后遗症偏瘫患者试服时遵医嘱；癫痫患者忌服；运动员慎用；如正在服用其他药品，使用本药前请咨询医师或药师。

腰痹通胶囊

【药物组成】三七、川芎、独活、狗脊、牛膝、延胡索、白芍、熟大黄。

【剂型】本品为胶囊剂，内容物为棕黄色至棕褐色的颗粒；气香，味辛、微苦。

【规格】每粒装 0.42 克。

【用法用量】口服，一次 3 粒，一日 3 次，宜饭后服。30 天为 1 个疗程。

【功用主治】活血化瘀，祛风除湿，行气止痛。用于血瘀气滞、脉络闭阻所致腰痛，症见腰腿疼痛、痛有定处、痛处拒按，轻者俯仰不便，重者剧痛不能转侧；腰椎间盘突出症见上述证候者。

【注意事项】孕妇忌服；消化性溃疡患者慎服或遵医嘱。

丹鹿通督片

【药物组成】丹参、鹿角胶、黄芪、延胡索、杜仲。

【剂型】本品为薄膜衣片，除去包衣后显棕褐色；味微苦。

【规格】每片重 0.6 克。

【用法用量】口服，一次 4 片，一日 3 次。1 个月为 1 个疗程。或遵医嘱。

【功用主治】活血通督，益肾通络。用于腰椎管狭窄症（如黄韧带增厚、椎体退行性改变、陈旧性椎间盘突出）属瘀阻督脉型所致的间歇性跛行、腰腿疼痛、活动受限、下肢酸胀疼痛、舌质暗或有瘀斑等。

【注意事项】孕妇忌服；个别患者发生皮疹；本药不宜用于先天性腰椎管狭窄症或脊椎滑脱症所致腰椎管狭窄症。

第四节　骨痹（骨质增生、骨性关节炎）

天麻祛风补片

【药物组成】地黄、当归、羌活、独活、附片、肉桂、天麻、杜仲、川牛膝、玄参、茯苓。

【剂型】本品为糖衣片，除去糖衣后显棕褐色至黑褐色；味甜、苦、略麻。

【规格】每片重 0.35 克。

【用法用量】口服，一次 6 片，一日 3 次。

【功用主治】温肾养肝，除湿止痛。用于肝肾亏损、风湿入络所致的痹病，症见头晕耳鸣、关节疼痛、腰膝酸软、畏寒肢冷、手足麻木。

【注意事项】孕妇及感冒发热期间禁用本药；服药期间，忌食生冷、油腻食物；儿童、年老体弱者，以及有高血压病、心脏病、糖尿病、肝病、肾病等慢性病且严重者应在医师指导下服用；服药 7 天症状无缓解，应去医院就诊；如正在使用其他药品，使用本药前请咨询医师或药师。

骨刺宁胶囊

【药物组成】三七、土鳖虫。

【剂型】本品为胶囊剂，内容物为浅黄棕色至黄棕色的颗粒；气腥，味苦、微甜。

【规格】每粒装 0.3 克。

【用法用量】口服，一次 4 粒，一日 3 次，饭后服。

【功用主治】活血化瘀，通络止痛。用于瘀阻脉络所致的骨性关节炎，症见关节疼痛、肿胀、麻木、活动受限。

【注意事项】孕妇禁用。

骨刺消痛片

【药物组成】制川乌、制草乌、秦艽、白芷、甘草、粉萆薢、穿山龙、薏苡仁、制天南星、红花、当归、徐长卿。

【剂型】本品为糖衣片，除去糖衣后显黄褐色；味微麻、辣、咸。

【规格】每片重 0.35 克。

【用法用量】口服，一次 4 片，一日 2～3 次。

【功用主治】祛风止痛。用于风湿痹阻、瘀血阻络所致的痹症及骨性关节炎、风湿性关节炎、风湿痛，症见关节疼痛、腰腿疼痛、屈伸不利。

【注意事项】肾病患者慎用。

骨痛灵酊

【药物组成】雪上一枝蒿、干姜、龙血竭、乳香、没药、冰片。

【剂型】本品为橙红色的液体，久置有混浊或轻微沉淀；气香。

【规格】每瓶装 30 毫升，60 毫升，70 毫升，100 毫升，250 毫升；每袋装 5 毫升，10 毫升。

【用法用量】外用，用时将药液浸于敷带上贴敷患处 30～60 分钟，一次 10 毫升，一日 1 次。20 天为 1 个疗程。

【功用主治】温经散寒，祛风活血，通络止痛。用于腰、颈椎骨质增生，骨性关节炎，肩周炎，风湿性关节炎。

【注意事项】孕妇及皮肤破损处禁用；本品只供外用，不可内服；用药后 3 小时内用药部位不得吹风或接触冷水。

第五节　痹症、痿证（关节炎、肌肉痿弱不用）

一、风湿寒痹

天麻丸

【药物组成】天麻、羌活、独活、杜仲、牛膝、粉萆薢、附子、当归、地黄、玄参。

【剂型】本品为黑褐色的水蜜丸或黑色的小蜜丸或大蜜丸；气微香，味微甜、略苦麻。

【规格】水蜜丸每袋装 6 克；小蜜丸每 100 丸重 20 克；大蜜丸每丸重 9 克。

【用法用量】口服，水蜜丸一次 6 克，小蜜丸一次 9 克，大蜜丸一次 1 丸，一日 2～3 次。

【功用主治】祛风除湿，舒筋通络，活血止痛。用于肝肾不足，风湿瘀阻，肢体拘挛，手足麻木，腰腿酸痛；风瘫口噤，腰背强直，不可转侧；肝热生风，头晕头痛，手足挛痛麻木，或半身不遂；肝风筋脉拘挛，脚膝疼痛，心神虚烦。

【注意事项】孕妇慎用。

木瓜丸

【药物组成】木瓜、当归、川芎、白芷、威灵仙、狗脊、牛膝、鸡血藤、海风藤、人参、制川乌、制草乌。

【剂型】本品为包糖衣的浓缩丸，除去糖衣后显黄褐色至黑褐色；味酸、苦。

【规格】每 10 丸重 1.8 克。

【用法用量】口服，一次 30 丸，一日 2 次。

【功用主治】祛风散寒，活络止痛。用于风寒湿痹，四肢麻木，周身疼痛，腰膝无力，步履艰难。

【注意事项】孕妇禁用。

正清风痛宁片

【药物组成】盐酸青藤碱。

【剂型】本品为肠溶薄膜衣片，除去肠溶衣后显白色或类白色；味苦。

【规格】每片含盐酸青藤碱 20 毫克。

【用法用量】口服，一次 1～4 片，一日 3 次，饭前服；或遵医嘱。

【功用主治】祛风除湿，活血通络，消肿止痛。用于风寒湿痹证，症见肌肉酸痛，关节肿胀、疼痛、屈伸不利、麻木僵硬等；也适用于风湿性关节炎与类风湿关节炎见上述证候者。

【注意事项】如出现皮疹或少数患者发生白细胞减少等副作用时，停药后即可消失；支气管哮喘、肝肾功能不全者禁用。

疏风定痛丸

【药物组成】马钱子粉、麻黄、乳香、没药、千年健、自然铜、地枫皮、桂枝、牛膝、木瓜、甘草、杜仲、防风、羌活、独活。

【剂型】本品为棕黑色或灰黑色的水蜜丸，或为灰黑色的小蜜丸或大蜜丸；气辛香，味苦、酸。

【规格】水蜜丸每 100 丸重 20 克；小蜜丸每 100 丸重 20 克；大蜜丸每丸重 6 克。

【用法用量】口服，水蜜丸一次 4 克（20 丸），小蜜丸一次 6 克，大蜜丸一次 1 丸，一日 2 次。

【功用主治】祛风散寒，活血止痛。用于风寒湿邪闭阻、瘀血阻络所致的痹症，症见关节疼痛、冷痛、刺痛或疼痛致甚、屈伸不利、局部恶寒、腰腿疼痛、四肢麻木及跌打损伤所致的局部肿痛。

【注意事项】本药不宜多服；体弱者慎服；孕妇忌服。

国公酒

【药物组成】当归、羌活、牛膝、防风、独活、牡丹皮、广藿香、槟榔、麦冬、陈皮、五加皮、厚朴、红花、天南星、枸杞子、白芷、白芍、紫草、补骨脂、青皮、白术、川芎、木瓜、栀子、苍术、枳壳、乌药、佛手、玉竹、红曲。

【剂型】本品为深红色的澄清液体；气清香，味辛、甜、微苦。

【规格】每瓶装 328 毫升。

【用法用量】口服，一次 10 毫升，一日 2 次。

【功用主治】散风祛湿，舒筋活络。用于经络不和、风寒湿邪闭阻引起的手足麻木、半身不遂、口眼喎斜、腰腿酸痛、下肢痿软、行步无力。

【注意事项】孕妇忌服；宜饭后服用；感冒发热患者不宜服用；糖尿病患者及有高血压病、心脏病、肝病、肾病等慢性病且严重者应在医师指导下服用；服药后不得驾驶机、车、船和从事高空作业、机械作业及操作精密仪器；不宜长期服用；对酒精过敏者禁用。

追风透骨丸

【药物组成】制川乌、白芷、制草乌、香附、甘草、白术、没药、麻黄、川芎、乳香、秦艽、地龙、当归、茯苓、赤小豆、羌活、天麻、赤芍、细辛、防风、天南星、桂枝、甘松。

【剂型】本品为红褐色的水蜜丸，除去包衣后显褐棕色至黑棕色；气微香，味苦。

【规格】每10丸重1克。

【用法用量】一次6克，一日2次；或遵医嘱。

【功用主治】祛风除湿，通经活络，散寒止痛。风湿热、急性及慢性风湿性关节炎、类风湿关节炎、风湿筋骨痛、四肢酸软麻木、关节疼痛、腰骨疼痛、腰肌劳损、神经炎、坐骨神经痛、骨质增生痛、骨刺痛及一切风湿痛症等，均有特效。

【注意事项】感冒发热勿服；不宜久服；孕妇忌服；运动员慎用。

风湿骨痛片

【药物组成】制川乌、制草乌、红花、甘草、木瓜、乌梅、麻黄。

【剂型】本品为黄褐色的片，或为薄膜衣片，除去包衣后显黄褐色；味微苦、酸。

【规格】素片每片重0.37克；薄膜衣片每片重0.36克。

【用法用量】口服，素片一次2～4片，薄膜衣片一次4～6片，一日2次。

【功用主治】温经散寒，通络止痛。用于寒湿闭阻经络所致的痹症，症见腰脊疼痛、四肢关节冷痛；也适用于风湿性关节炎见上述证候者。

【注意事项】孕妇及哺乳期妇女禁用；严重心脏病、高血压、肝肾疾病患者也应忌服；本品含乌头碱，应严格在医生指导下按规定量服用，不得任意增加服用剂量及服用时间；服药后如果出现唇舌发麻、头痛头昏、腹痛腹泻、心烦欲呕、呼吸困难等情况，应立即停药并到医院救治。

二、风湿热痹

当归拈痛丸

【药物组成】当归、党参、茵陈、羌活、猪苓、黄芩、泽泻、苦参、防风、葛根、苍术、升麻、知母、白术、甘草。

【剂型】本品为灰褐色的水丸；味苦。

【规格】每18粒重1克。

【用法用量】口服，一次9克，一日2次。

【功用主治】清热利湿，祛风止痛。用于风湿阻络，骨节疼痛，胸膈不利；或湿热下注，足胫红肿热痛；或疮疡。

【注意事项】肾病患者慎用。

痛风定胶囊

【药物组成】秦艽、黄柏、延胡索、赤芍、川牛膝、泽泻、车前子、土茯苓。

【剂型】本品为黄褐色至棕褐色粉末；味苦。

【规格】每粒装0.4克。

【用法用量】口服，一次4粒，一日3次。

【功用主治】清热祛风除湿，活血通络定痛。用于湿热所致的关节红、肿、热、痛，伴有发热，汗出不解，口渴喜饮，心烦不安，小便黄；也适用于痛风见上述证候者。

【注意事项】服药后不宜立即饮茶；孕妇慎用。

滑膜炎颗粒

【药物组成】夏枯草、功劳叶、女贞子、丹参、防己、薏苡仁、川牛膝、黄芪、丝瓜络、土茯苓、当归、泽兰、豨莶草。

【剂型】本品为棕色至棕褐色的颗粒；味甜、微苦。

【规格】每袋装 12 克。

【用法用量】口服，一次 1 袋，一日 3 次。10 盒为 1 个疗程。

【功用主治】清热利湿，活血通络。用于湿热闭阻、瘀血阻络所致的痹症，症见关节肿胀疼痛、痛有定处、屈伸不利；也适用于急、慢性滑膜炎及膝关节术后见上述证候者。

【注意事项】孕妇慎用；寒湿痹阻、脾胃虚寒者慎用；小儿、年老体虚者应在医师指导下服用；长期服用应向医师咨询；如正在服用其他药品，使用本药前请咨询医师或药师。

风痛安胶囊

【药物组成】防己、通草、桂枝、姜黄、石膏、薏苡仁、木瓜、海桐皮、忍冬藤、黄柏、滑石粉、连翘。

【剂型】本品为胶囊剂，内容物为黄色或黄棕色的颗粒或粉末；味苦。

【规格】每粒重 0.3 克。

【用法用量】口服，一次 3～5 粒，一日 3 次。

【功用主治】清热利湿，活血通络。用于湿热阻络所致的痹症，症见关节红肿热痛、肌肉酸楚；也适用于风湿性关节炎见上述证候者。

【注意事项】急性风湿性关节炎 2 周为 1 个疗程。慢性风湿性关节炎 1 个月为 1 个疗程。

脉络舒通丸

【药物组成】黄芪、金银花、黄柏、苍术、薏苡仁、玄参、当归、白芍、甘草、水蛭、蜈蚣、全蝎。

【剂型】本品为棕色至棕褐色的浓缩水丸；气微腥，味微苦。

【规格】每瓶装 12 克（每丸重约 0.056 克）。

【用法用量】口服，一次 1 瓶，一日 3 次。

【功用主治】清热解毒，化瘀通络，祛湿消肿。用于湿热瘀阻脉络所致的血栓性浅静脉炎，非急性期深静脉血栓形成所致的下肢肢体肿胀、疼痛、肤色暗红或伴有条索状物。

【注意事项】孕妇禁用；肝肾功能不全者及有出血性疾病或凝血机制障碍者慎用；深静脉血栓形成初发一周内的患者勿用；服药期间忌食辛辣及刺激性食物；部分患者服药后出现轻度恶心、呕吐、食欲不振等胃部不适。

脉络舒通颗粒

【药物组成】黄芪、金银花、黄柏、苍术、薏苡仁、玄参、当归、白芍、甘草、水蛭、蜈蚣、全蝎。

【剂型】本品为浅黄棕色至棕褐色的颗粒；气微腥，味甜、微苦。

【规格】每袋装 20 克（无蔗糖）。

【用法用量】口服，一次 1 袋，一日 3 次。

【功用主治】清热解毒，化瘀通络，祛湿消肿。用于湿热瘀阻脉络所致的血栓性浅静脉炎，非急性期深静脉血栓形成所致的下肢肢体肿胀、疼痛、肤色暗红或伴有条索状物。

【注意事项】孕妇禁用；肝肾功能不全者及有出血性疾病或

凝血机制障碍者慎用；深静脉血栓形成初发一周内的患者勿用；服药期间忌食辛辣及刺激性食物；部分患者服药后出现轻度恶心、呕吐、食欲不振等胃部不适。

痛风定片

【药物组成】秦艽、黄柏、延胡索、赤芍、川牛膝、泽泻、车前子、土茯苓。

【剂型】本品为薄膜衣片，除去薄膜衣后显灰褐色至褐色；味苦。

【规格】每片重 0.4 克。

【用法用量】口服，1 次 4 片，一日 3 次。

【功用主治】清热祛湿，活血通络定痛。用于湿热瘀阻所致的痹症，症见关节红肿热痛，伴有发热、汗出不解、口渴心烦、小便黄、舌红苔黄腻、脉滑数；也适用于痛风见上述证候者。

【注意事项】孕妇慎用；服药后不宜立即饮茶。

三、尪痹

尪痹颗粒

【药物组成】生地黄、熟地黄、续断、附子、独活、骨碎补、桂枝、淫羊藿、防风、威灵仙、皂角刺、羊骨、白芍、狗脊、知母、伸筋草、红花。

【剂型】本品为棕黄色或棕色的颗粒；味微苦。

【规格】每袋装 6 克。

【用法用量】开水冲服，一次 6 克，一日 3 次。

【功用主治】补肝肾，强筋骨，祛风湿，通经络。用于久痹体虚，关节疼痛，局部肿大、僵硬、畸形、屈伸不利及类风湿关节炎见上述证候者。

【注意事项】孕妇禁用；忌食生冷食物。

痹祺胶囊

【药物组成】马钱子、地龙、党参、茯苓、白术、甘草、川芎、丹参、三七、牛膝。

【剂型】本品为胶囊剂，内容物为浅黄棕色的粉末；味苦。

【规格】每粒装 0.3 克。

【用法用量】口服，一次 4 粒，一日 2～3 次。

【功用主治】益气养血，祛风除湿，活血止痛。用于气血不足，风湿瘀阻，肌肉关节酸痛，关节肿大、僵硬、变形或肌肉萎缩，气短乏力；也适用于风湿性关节炎、类风湿关节炎、腰肌劳损、软组织损伤见上述证候者。

【注意事项】高血压病患者、孕妇忌服。

四、痿证

健步丸

【药物组成】黄柏、知母、熟地黄、当归、白芍、牛膝、豹骨、龟甲、陈皮、干姜、锁阳、羊肉。

【剂型】本品为棕褐色至深褐色的糊丸；气微腥，味微苦。

【规格】每 10 丸重 1.5 克。

【用法用量】口服，一次 9 克，一日 2 次。

【功用主治】补肝肾，强筋骨。用于肝肾不足，腰膝酸软，下肢痿弱，步履艰难。

【注意事项】感冒发热患者不宜服用；本品宜饭后服用；有高血压病、心脏病、肝病、糖尿病、肾病等慢性病患者应在医师指导下服用。

第十二章
儿科疾病的中成药速查

第一节 小儿泄泻

小儿泻速停颗粒

【药物组成】地锦草、儿茶、乌梅、山楂、茯苓、白芍、甘草。

【剂型】本品为棕黄色颗粒；味甜、微涩。

【规格】每袋装 3 克。

【用法用量】开水冲服，6 个月以内一次 1.5～3 克，6 个月～1 岁一次 3～6 克，1～3 岁一次 6～9 克，3～7 岁一次 10～15 克，7～12 岁一次 15～20 克，一日 3～4 次。

【功用主治】清热利湿，健脾止泻，解痉止痛。用于治疗小儿泄泻、腹痛、纳差，尤适用于秋季腹泻及迁延性腹泻、慢性腹泻。

【注意事项】如正服用其他药品，使用本品前请咨询医师或药师。

第二节　小儿喉痹、乳蛾（扁桃体炎）、口疮

万应锭

【药物组成】胡黄连、黄连、儿茶、冰片、香墨、熊胆粉、人工麝香、牛黄、牛胆汁。

【剂型】本品为黑色光亮的球形小锭；气芳香，味苦，有清凉感。

【规格】每 10 锭重 1.5 克。

【用法用量】口服，一次 2～4 锭，一日 2 次；3 岁以内小儿酌减。

【功用主治】清热，镇惊，解毒。用于小儿邪毒内蕴，高热烦躁，易惊，口舌生疮，牙龈、咽喉肿痛。

【注意事项】孕妇慎用。

小儿化毒散

【药物组成】人工牛黄、珍珠、雄黄、大黄、黄连、甘草、天花粉、川贝母、赤芍、乳香、没药、冰片。

【剂型】本品为杏黄色至棕黄色的粉末；味苦，有清凉感。

【规格】每袋重 0.6 克。

【用法用量】口服，一次 0.6 克，一日 1～2 次；3 岁以内小儿酌减。外用，敷于患处。

【功用主治】清热解毒，活血消肿。用于小儿疹后余毒未尽，烦躁，口渴，口疮，便秘，疖肿溃烂。

【注意事项】治疗期间忌食生冷、油腻食物；用药期间腹泻次数增多，腹痛加重者及时上医院诊治。

小儿咽扁颗粒

【药物组成】金银花、射干、金果榄、桔梗、玄参、麦冬、人工牛黄、冰片。

【剂型】本品为黄棕色至棕褐色的颗粒；味甜，微苦。

【规格】每袋装 8 克。

【用法用量】开水冲服，1～2 岁一次 4 克，一日 2 次；3～5 岁一次 4 克，一日 3 次；6～14 岁一次 8 克，一日 3 次。

【功用主治】清热利咽，解毒止痛。用于小儿肺卫热盛所致的喉痹、乳蛾，症见咽喉肿痛、咳嗽痰盛、口舌糜烂；也适用于急性咽炎、急性扁桃腺炎见上述证候者。

【注意事项】糖尿病患儿禁服。

五福化毒片

【药物组成】水牛角浓缩粉、连翘、青黛、黄连、炒牛蒡子、玄参、地黄、桔梗、芒硝、赤芍、甘草。

【剂型】本品为糖衣片，除去糖衣后显墨绿色或棕褐色；气微，味苦、微涩。

【规格】每片重 0.1 克。

【用法用量】口服。用于小儿疮毒：4～6 岁一次 4～5 片，一日 3 次。用于其他病症：3～6 岁一次 5 片，7～14 岁一次 7 片，一日 3 次。7 天为 1 个疗程。

【功用主治】清热解毒，凉血消肿。用于血热毒盛、小儿疮疖、痱毒、咽喉肿痛、口舌生疮、牙龈出血、痄腮。

【注意事项】服药期间，忌食辛辣、油腻食物；本品味苦寒偏凉，体质虚弱之小儿不宜多服；服用 3 天后症状无改善，或服药期间病情加重伴有恶寒发热等全身症状者应到医院就诊；如正在使用其他药品，使用本药前应咨询医师或药师。

清降片

【药物组成】蚕沙、大黄、青黛、玄参、皂角子、赤芍、板蓝根、麦冬、连翘、牡丹皮、地黄、甘草、白茅根、金银花、薄荷脑、川贝母。

【剂型】本品为薄膜衣片，除去包衣后为绿褐色；味苦。

【规格】薄膜衣片每片重0.125克（小片）；薄膜衣片每片重0.25克（大片）。

【用法用量】口服。小片：1周岁一次3片，一日2次；3岁一次4片，一日3次；6岁一次6片，一日3次。大片：1周岁一次1.5片，一日2次；3岁一次2片，一日3次；6岁一次3片，一日3次。

【功用主治】清热解毒，利咽止痛。用于肺胃蕴热所致咽喉肿痛，发热烦躁，大便秘结；也适用于小儿急性咽炎、急性扁桃腺炎见以上证候者。

【注意事项】服药期间，忌辛辣、鱼腥食物；本品不宜长期服用；按照用法用量服用，服药1～3天症状无改善或加重者，应及时就医；如正在使用其他药品，使用本药前应咨询医师或药师。

第三节　小儿百日咳

小儿百部止咳糖浆

【药物组成】蜜百部、苦杏仁、桔梗、桑白皮、麦冬、知母、黄芩、陈皮、甘草、制天南星、枳壳。

【剂型】本品为棕褐色的黏稠液体；味甜。

【规格】每瓶装 100 毫升。

【用法用量】口服，2 岁以上一次 10 毫升，2 岁以内一次 5 毫升，一日 3 次。

【功用主治】清肺，止咳，化痰。用于小儿痰热蕴肺所致的咳嗽、顿咳，症见咳嗽、痰多、痰黄黏稠、咳吐不爽，或痰稠难出；也适用于百日咳见上述证候者。

【注意事项】忌生冷辛辣食物。

百咳静糖浆

【药物组成】陈皮、麦冬、前胡、炒苦杏仁、清半夏、黄芩、蜜百部、黄柏、桑白皮、甘草、蜜麻黄、炒葶苈子、炒紫苏子、炒天南星、桔梗、炒瓜蒌子。

【剂型】本品为黑褐色的黏稠液体；气香，味微苦涩。

【规格】每支装 10 毫升；每瓶装 60 毫升；每瓶装 100 毫升；每瓶装 120 毫升。

【用法用量】口服，1～3 岁一次 5 毫升，3～5 岁一次 10 毫升，成人一次 20～25 毫升，一日 3 次。

【功用主治】清热化痰，止咳平喘。用于外感风热所致的咳嗽、咳痰；也适用于感冒，急、慢性支气管炎，百日咳见上述证候者。

【注意事项】孕妇禁用；糖尿病患儿禁服；服药期间，忌烟、酒及辛辣、生冷、油腻、香燥、过咸食物；高血压病、心脏病患儿慎服；支气管扩张、肺脓肿、肺源性心脏病、肺结核患儿出现咳嗽时应去医院就诊。

第四节　小儿感冒

小儿至宝丸

【药物组成】紫苏叶、广藿香、薄荷、羌活、陈皮、制白附子、胆南星、炒芥子、川贝母、槟榔、炒山楂、茯苓、炒六神曲、炒麦芽、琥珀、冰片、天麻、钩藤、炒僵蚕、蝉蜕、全蝎、人工牛黄、雄黄、滑石、朱砂。

【剂型】本品为橙黄色至棕黄色的大蜜丸；气微香，味微苦，有辛凉感。

【规格】每丸重 1.5 克。

【用法用量】口服，一次 1 丸，一日 2～3 次。

【功用主治】疏风镇惊，化痰导滞。用于小儿风寒感冒，停食停乳，发热鼻塞，咳嗽痰多，呕吐泄泻。

【注意事项】本品不宜过量久服；肝肾功能不全者慎用。

小儿金丹片

【药物组成】朱砂、橘红、川贝母、胆南星、前胡、玄参、清半夏、大青叶、木通、桔梗、荆芥穗、羌活、西河柳、地黄、枳壳、赤芍、钩藤、葛根、牛蒡子、天麻、甘草、防风、冰片、水牛角浓缩粉、羚羊角粉、薄荷脑。

【剂型】本品为暗红色的片；气辛，味苦。

【规格】每片重 0.3 克。

【用法用量】口服，1 周岁一次 2 片，一日 3 次；1 周岁以下酌减。

【功用主治】祛风化痰，清热解毒。用于感冒发热，痰火内盛，发热头痛，咳嗽气喘，咽喉肿痛，呕吐，高热惊风。

【注意事项】尚不明确。

小儿退热合剂（小儿退热口服液）

【药物组成】大青叶、板蓝根、金银花、连翘、栀子、牡丹皮、黄芩、淡竹叶、地龙、重楼、柴胡、白薇。

【剂型】本品为红褐色的液体；气芳香，味苦、辛、微甜。

【规格】每支装 10 毫升；每瓶装 100 毫升。

【用法用量】口服，5 岁以下一次 10 毫升，5～10 岁一次 20～30 毫升，一日 3 次；或遵医嘱。

【功用主治】疏风解表，解毒利咽。用于小儿外感风热所致的感冒，症见发热恶风、头痛目赤、咽喉肿痛；也适用于上呼吸道感染见上述证候者。

【注意事项】风寒感冒者不适用；婴儿及糖尿病患儿应在医师指导下服用；脾虚易泻者慎服。

儿感退热宁口服液

【药物组成】青蒿、板蓝根、菊花、苦杏仁、桔梗、连翘、薄荷、甘草。

【剂型】本品为棕色至深棕色的液体；气香，味甜、微苦。

【规格】每支装 10 毫升。

【用法用量】口服，3～5 岁一次 4～6 毫升，5～10 岁一次 6～10 毫升，10 岁以上一次 10～15 毫升，一日 3 次。

【功用主治】解表清热，化痰止咳，解毒利咽。用于小儿外感风热，内郁化火，发热，头痛，咳嗽，咽喉肿痛。

【注意事项】风寒感冒者不适用；婴儿及糖尿病患儿应在医师指导下服用；脾虚易泻者慎服。

小儿热速清口服液

【药物组成】柴胡、黄芩、板蓝根、葛根、金银花、水牛角、连翘、大黄。

【剂型】本品为红棕色的澄清液体；气香、味甜、微苦。

【规格】每支装 10 毫升。

【用法用量】口服，1 岁以内一次 2.5～5 毫升，1～3 岁一次 5～10 毫升，3～7 岁一次 10～15 毫升，7～12 岁一次 15～20 毫升，一日 3～4 次。

【功用主治】清热解毒，泻火利咽。用于小儿外感风热所致的感冒，症见高热、头痛、咽喉肿痛、鼻塞流涕、咳嗽、大便干结。

【注意事项】风寒感冒、大便频多者忌用。

小儿感冒宁糖浆

【药物组成】薄荷、荆芥穗、苦杏仁、牛蒡子、黄芩、桔梗、前胡、白芷、栀子、山楂、六神曲、麦芽、芦根、金银花、连翘。

【剂型】本品为深棕色的澄清液体；味甜、微苦。

【规格】每瓶装 100 毫升。

【用法用量】口服，初生儿至 1 岁一次 5 毫升，2～3 岁一次 5～10 毫升，4～6 岁一次 10～15 毫升，7～12 岁一次 15～20 毫升，一日 3～4 次。

【功用主治】疏散风热，清热止咳。用于小儿外感风热所致的感冒，症见发热、汗出不爽、鼻塞流涕、咳嗽咽痛。

【注意事项】风寒感冒者不适用；脾胃虚弱，大便稀溏者慎用。

第五节　小儿咳嗽、痰喘

一、风寒咳嗽

宝咳宁颗粒

【药物组成】紫苏叶、桑叶、前胡、浙贝母、麻黄、桔梗、天南星、陈皮、苦杏仁、黄芩、青黛、天花粉、枳壳、山楂、甘草、人工牛黄。

【剂型】本品为灰绿色的颗粒；味甜、微苦。

【规格】每袋装 5 克。

【用法用量】开水冲服，一次 2.5 克，一日 2 次；1 周岁以内小儿酌减。

【功用主治】清热解表，止咳化痰。用于小儿外感风寒、内热停食引起的头痛身热、咳嗽痰盛、气促作喘、咽喉肿痛、烦躁不安。

【注意事项】暑邪感冒、肺虚久咳或阴虚燥咳者不宜使用；本品不宜长期过量服用。

解肌宁嗽丸

【药物组成】紫苏叶、前胡、葛根、苦杏仁、桔梗、半夏、陈皮、浙贝母、天花粉、枳壳、茯苓、木香、玄参、甘草。

【剂型】本品为黑绿色或棕褐色的大蜜丸；味微苦、辛。

【规格】每丸重3克。

【用法用量】口服，小儿1周岁一次半丸，2～3岁一次1丸，一日2次。

【功用主治】解表宣肺，止咳化痰。用于外感风寒、痰浊阻肺所致的小儿感冒发热、咳嗽痰多。

【注意事项】忌与补益中成药同服。

二、风热咳嗽

小儿肺热咳喘口服液

【药物组成】麻黄、苦杏仁、石膏、甘草、金银花、黄芩、连翘、板蓝根、鱼腥草、知母、麦冬。

【剂型】本品为棕红色液体，久置有少量沉淀；味苦、微甜。

【规格】每支装10毫升。

【用法用量】口服，1岁以下一次5毫升，一日2次；1～3岁一次10毫升，一日3次；4～7岁一次10毫升，一日4次；8～12岁一次20毫升，一日3次；或遵医嘱。

【功用主治】清热解毒，宣肺化痰。用于热邪犯肺所致咳、喘、痰、热等症，可治疗儿童感冒、肺热、支气管炎、喘息性支气管炎、肺炎等。

【注意事项】若大剂量口服，可能有轻微胃肠道不适，停药后恢复正常。

小儿清肺止咳片

【药物组成】紫苏叶、葛根、枇杷叶、川贝母、苦杏仁、人工牛黄、栀子、黄芩、桑白皮、菊花、紫苏子、前胡、射干、知母、板蓝根、冰片。

【剂型】本品为浅棕黄色至棕色的片；气香，味微苦。

【规格】每片 0.2 克。

【用法用量】口服，1 周岁以内一次 1～2 片，1～3 岁一次 2～3 片，3 岁以上一次 3～5 片，一日 2 次。

【功用主治】清热解表，止咳化痰。用于肺火痰热、外感风热所致的身热咳嗽、痰多气促、烦躁口渴、大便干燥。

【注意事项】属肺虚久咳、阴虚燥咳者慎用；3 岁以上少年儿童，每次最大量不超过 5 片。

小儿清热止咳合剂（小儿清热止咳口服液）

【药物组成】麻黄、炒苦杏仁、石膏、甘草、黄芩、板蓝根、北豆根。

【剂型】本品为棕黄色的液体，久置有少量沉淀；味甘、微苦。

【规格】每支装 10 毫升；每瓶装 100 毫升；每瓶装 120 毫升。

【用法用量】口服，1～2 岁一次 3～5 毫升，3～5 岁一次 5～10 毫升，6～14 岁一次 10～15 毫升，一日 3 次。用时摇匀。

【功用主治】清热宣肺，平喘，利咽。用于小儿外感风热所致的感冒，症见发热恶寒、咳嗽痰黄、气促喘息、口干音哑、咽喉肿痛。

【注意事项】服药期间忌食辛辣、生冷、油腻食物；高血压病、心脏病患儿慎服；婴儿及糖尿病患儿应在医师指导下服用；脾虚易泻者慎服；对本品过敏患儿慎用；正在服用其他药品，使用本药前应咨询医师或药师。

小儿咳喘灵口服液

【药物组成】麻黄、金银花、苦杏仁、板蓝根、石膏、甘草、瓜蒌。

【剂型】本品为棕黄色或棕褐色的液体；味甜、微苦、辛。

【规格】每支装 10 毫升；每支装 5 毫升（浓缩型）；每支装 1.25 毫升（浓缩型）；每支装 2.5 毫升（浓缩型）。

【用法用量】口服。10 毫升规格：2 岁以内一次 5 毫升，3～4 岁一次 7.5 毫升，5～7 岁一次 10 毫升，一日 3～4 次；浓缩型规格：2 岁以内一次 2.5 毫升，3～4 岁一次 3.75 毫升，5～7 岁一次 5 毫升，一日 3～4 次。

【功用主治】10 毫升规格：宣肺清热，止咳、祛痰、平喘，用于上呼吸道感染、气管炎、肺炎、咳嗽。浓缩型规格：宣肺、清热、止咳、祛痰，用于上呼吸道感染引起的咳嗽。

【注意事项】本药以清宣肺热、止咳平喘为主，可在小儿发热初起、咳嗽不重的情况下服用，若见高热痰多、气促鼻煽者，或是服药 3 天症状无改善或症状加重，应及时去医院就诊；咳嗽久治不愈，或频咳伴吐，也应去医院就诊；服药期间，忌食生冷、辛辣食物，也应停止服用补益中成药；如正在使用其他药品，使用本品前请咨询医师或药师。

清宣止咳颗粒

【药物组成】桑叶、薄荷、炒苦杏仁、桔梗、白芍、枳壳、陈皮、紫菀、甘草。

【剂型】本品为浅褐色或棕褐色的颗粒；气芳香，味甜、微苦。

【规格】每袋装 10 克。

【用法用量】开水冲服。1～3 岁一次 5 克，4～6 岁一次 7.5 克，7～14 岁一次 10 克，一日 3 次。

【功用主治】疏风清热，宣肺止咳。用于小儿外感风热咳嗽，症见咳嗽、咳痰、发热或鼻塞、流涕、微恶风寒、咽红或痛、苔薄黄。

【注意事项】糖尿病患儿禁服；服药期间，忌食辛辣、生冷、油腻食物；脾虚易腹泻者慎服；服药 3 天症状无缓解，应去医院就诊；如正在使用其他药品，使用本品前请咨询医师或药师。

三、痰热阻（壅）肺

小儿止咳糖浆

【药物组成】甘草流浸膏、桔梗流浸膏、氯化铵、橙皮酊。

【剂型】本品为红棕色的半透明黏稠液体；味甜。

【规格】每瓶装 60 毫升；每瓶装 100 毫升；每瓶装 120 毫升。

【用法用量】口服，2～5 岁一次 5 毫升，5 岁以上一次 5～10 毫升，一日 3～4 次；2 岁以下酌减。

【功用主治】祛痰，镇咳。主治小儿感冒引起的咳嗽。

【注意事项】服药期间，忌食生冷、辛辣食物；本品含氯化铵，肝肾功能异常者慎用；消化性溃疡患者应在医师指导下使用；患有高血压病、心脏病等慢性病者均应慎用；糖尿病患儿应在医师指导下服用；2 岁以下用量应咨询医师或药师；本药不宜久服，服药 3 天症状无改善者，应及时就医；

如正在使用其他药品，使用本品前请咨询医师或药师。

小儿肺热平胶囊

【药物组成】人工牛黄、平贝母、牛胆粉、甘草、黄芩、黄连、柴胡、羚羊角、人工麝香、珍珠、拳参、地龙、射干、朱砂、冰片、北寒水石、新疆紫草。

【剂型】本品为胶囊剂，内容物为黄色至黄棕色的粉末；气辛，味苦。

【规格】每粒装 0.25 克。

【用法用量】口服，6 个月内小儿一次服 0.125 克，7～12 个月一次服 0.25 克，1～2 岁一次服 0.375 克，2～3 岁一次服 0.5 克，3 岁以上一次服 0.75～1.0 克，一日 3～4 次。

【功用主治】清热化痰，止咳平喘，镇惊开窍。用于小儿痰热壅肺所致喘嗽，症见喘咳、吐痰黄稠、壮热烦渴、神昏抽搐、舌红苔黄腻。

【注意事项】忌与补益中成药同服；不宜久服；肝肾功能不全者慎用。

小儿咳喘颗粒

【药物组成】鱼腥草、麻黄、石膏、苦杏仁、黄芩、僵蚕、川贝母、天竺黄、紫苏子、桔梗、细辛、甘草、山楂、莱菔子、茶叶。

【剂型】本品为黄棕色至棕色的颗粒；气微凉，味甜、微苦。

【规格】每袋装 6 克。

【用法用量】温开水冲服，1 周岁以内一次 2～3 克，1～5 岁一次 3～6 克，6 岁以上一次 9～12 克，一日 3 次。

【功用主治】宣肺，止咳，平喘。用于小儿痰热壅肺所致的咳嗽、发热、痰多、气喘。

【注意事项】忌与补益中成药同服。

第六节　小儿厌食、腹胀

儿宝颗粒

【药物组成】太子参、北沙参、茯苓、山药、炒山楂、炒麦芽、陈皮、炒白芍、炒白扁豆、麦冬、葛根。

【剂型】本品为淡黄色至棕黄色的颗粒；味甜、微酸。

【规格】每袋装 5 克。

【用法用量】开水冲服，1～3 岁一次 5 克，4～6 岁一次 7.5 克，6 岁以上一次 10 克，一日 2～3 次。

【功用主治】健脾益气，生津开胃。用于脾气虚弱、胃阴不足所致的纳呆厌食、口干燥渴、大便久泻、面黄体弱、精神不振、盗汗。

【注意事项】对于久泻的患儿应及时到医院咨询医师，明确久泻的原因；服药 3～5 天症状未见好转，应及时到医院咨询医师。

儿康宁糖浆

【药物组成】党参、黄芪、白术、茯苓、山药、薏苡仁、麦冬、制何首乌、大枣、焦山楂、炒麦芽、桑枝。

【剂型】本品为棕黄色至棕褐色的黏稠液体；气芳香，味甜。

【规格】每支装 10 毫升。

【用法用量】口服，一次 10 毫升，一日 3 次。20～30 天为 1 个疗程。

【功用主治】益气健脾，和中开胃。用于脾胃气虚所致的厌食，症见食欲不振、消化不良、面黄身瘦、大便稀溏。

【注意事项】婴幼儿及糖尿病患儿应在医师指导下服用；感冒时不宜服用；食积化热者不适用；长期厌食、体弱消瘦者及腹胀重、腹泻次数增多者应去医院就诊。

启脾丸

【药物组成】人参、白术、茯苓、甘草、陈皮、山药、莲子、山楂、六神曲、麦芽、泽泻。

【剂型】本品为棕色的小蜜丸或大蜜丸；味甜。

【规格】小蜜丸每 100 丸重 20 克；大蜜丸每丸重 3 克。

【用法用量】口服，小蜜丸一次 3 克（15 丸），大蜜丸一次 1 丸，一日 2～3 次；3 岁以内小儿酌减。

【功用主治】健脾和胃。用于脾胃虚弱，消化不良，腹胀便溏。

【注意事项】感冒时不宜服用。

健儿乐颗粒

【药物组成】山楂、白芍、竹叶、甜叶菊、钩藤、鸡内金。

【剂型】本品为黄棕色至棕褐色的颗粒；味甜，微苦。

【规格】每袋装 10 克。

【用法用量】口服，3 岁以下小儿一次 5 克，一日 2 次；3～6 岁一次 10 克，一日 2 次；7～12 岁一次 10 克，一日 3 次。

【功用主治】清热平肝，清心除烦，健脾消食。用于脾失健运、心肝热盛所致厌食、夜啼，症见纳呆食少、消化不良、夜惊夜啼、夜眠不宁。

【注意事项】患儿平时应少吃或不吃巧克力及带颜色的饮料，以及油腻、厚味等食品。

健儿消食口服液

【药物组成】黄芪、白术、陈皮、麦冬、黄芩、山楂、莱菔子。

【剂型】本品为棕黄色至棕褐色的液体；味甜、微苦。

【规格】每支 10 毫升。

【用法用量】口服，3 岁以内一次 5～10 毫升，3 岁以上一次 10～20 毫升，一日 2 次。用时摇匀。

【功用主治】健脾益胃，理气消食。用于小儿饮食不节损伤脾胃引起的纳呆食少，脘胀腹满，手足心热，自汗乏力，大便不调，以至厌食、恶食。

【注意事项】患儿平时应少吃巧克力及带颜色的饮料和油腻、厚味等不易消化的食品。

小儿香橘丸

【药物组成】木香、陈皮、苍术（米泔炒）、炒白术、茯苓、甘草、白扁豆（去皮）、麸炒山药、莲子、麸炒薏苡仁、炒山楂、炒麦芽、六神曲（麸炒）、姜厚朴、麸炒枳实、醋香附、砂仁、法半夏、泽泻。

【剂型】本品为棕褐色的大蜜丸；气微香，味苦。

【规格】每丸重 3 克。

【用法用量】口服，一次 1 丸，1 日 3 次；1 周岁以内小儿酌减。

【功用主治】健脾和胃，消食止泻。用于脾虚食滞所致的呕吐便泻、脾胃不和、身热腹胀、面黄肌瘦、不思饮食。

【注意事项】服用前应除去蜡皮、塑料球壳；本品可嚼服，也可分份吞服。

第七节　小 儿 积 滞

小儿化食丸

【药物组成】六神曲、山楂、麦芽、槟榔、莪术、三棱、牵牛子、大黄。

【剂型】本品为棕黑色的大蜜丸；味甜、微苦。

【规格】每丸重 1.5 克。

【用法用量】口服，1 周岁以内一次 1 丸，1 周岁以上一次 2 丸，一日 2 次。

【功用主治】消食化滞，泻火通便。用于食滞化热所致的积滞，症见厌食、脘腹胀满、恶心呕吐、烦躁口渴、大便干燥。

【注意事项】忌食辛辣油腻。

小儿消食片

【药物组成】鸡内金、山楂、六神曲、麦芽、槟榔、陈皮。

【剂型】本品为薄膜衣片，除去薄膜衣后显浅棕色；气微，味甘、微酸。

【规格】每片重 0.4 克。

【用法用量】口服，1～3岁一次2～3片，3～7岁一次3～5片，一日3次。

【功用主治】消食化滞，健脾和胃。用于脾胃不和，消化不良，食欲缺乏，便秘，食滞，疳积。

【注意事项】尚不明确。

清胃保安丸

【药物组成】白术、六神曲、陈皮、茯苓、砂仁、青皮、厚朴（姜炙）、麦芽、甘草、槟榔、枳壳、枳实、白酒曲、山楂。

【剂型】本品为黄色的大蜜丸；气香，味甜、酸。

【规格】每丸重3克。

【用法用量】口服，一次1丸，一日2次。

【功用主治】消食化滞，和胃止呕。用于小儿停食停乳，肚腹胀满，呕吐，心烦，口渴，不思饮食。

【注意事项】服用1周症状无改善或出现其他不良反应者，应及时就医。

第八节　小儿疳证

儿童清热导滞丸

【药物组成】鸡内金、莪术、厚朴、枳实、山楂、青皮、半夏、六神曲、麦芽、槟榔、榧子、使君子、胡黄连、苦楝子、知母、青蒿、黄芩、薄荷、钩藤、车前子。

【剂型】本品为棕褐色的大蜜丸；味甜、微苦。

【规格】每丸重3克。

【用法用量】口服，一次 1 丸，一日 3 次；1 周岁以内小儿酌减。

【功用主治】健胃导滞，消积化虫。用于小儿蓄乳宿食引起的胸膈满闷，积聚痞块，虫积腹痛，面黄肌瘦，消化不良，躁烦口渴，不思饮食。

【注意事项】婴幼儿应在医师指导下服用；感冒时不宜服用。

疳积散

【药物组成】石燕、石决明、使君子仁、鸡内金、谷精草、威灵仙、茯苓。

【剂型】本品为灰黄色的粉末；味微涩。

【规格】每袋装 9 克。

【用法用量】口服，用热米汤加少量糖调服，一次 9 克，一日 2 次；3 岁以内小儿酌减。

【功用主治】消积治疳。用于小儿疳积，面黄肌瘦，腹部膨胀，消化不良，目翳夜盲。

【注意事项】婴儿应在医师指导下服用；感冒时不宜服用。

小儿香橘丸

具体内容见本章第六节下的"小儿香橘丸"。

肥儿丸

【药物组成】煨肉豆蔻、木香、六神曲、炒麦芽、胡黄连、槟榔、使君子仁。

【剂型】本品为黑棕色至黑褐色的大蜜丸；味微甜、苦。

【规格】每丸重 3 克。

【用法用量】口服，一次 1～2 丸，一日 1～2 次；3 岁以内小儿酌减。

【功用主治】健脾消积，驱虫。用于小儿消化不良，虫积腹痛，面黄肌瘦，食少腹胀泄泻。

【注意事项】服用本药期间忌食辛辣、生冷、油腻及不易消化的食物；婴儿应在医师指导下服用。

小儿扶脾颗粒

【药物组成】白术、陈皮、山楂、党参、莲子、茯苓。

【剂型】本品为淡黄色至棕黄色的颗粒；味甜、微酸。

【规格】每袋装 5 克；或每袋装 10 克。

【用法用量】开水冲服，一次 5～10 克，一日 2～3 次；或遵医嘱。

【功用主治】健脾胃，助消化。用于小儿脾胃气虚，消化不良，体质消瘦。

【注意事项】糖尿病患儿或对本药过敏者禁服；婴儿应在医师指导下服用；感冒期间不宜服用；服药期间忌食生冷、油腻及不易消化食物；长期厌食、体弱消瘦者及腹胀重、腹泻次数增多者应去医院就诊；服药 7 天症状无缓解，也应去医院就诊；如正在使用其他药品，使用本药前应咨询医师或药师。

第九节　小儿惊风

小儿惊风散

【药物组成】全蝎、僵蚕、雄黄、朱砂、甘草。

【剂型】本品为橘黄色或棕黄色的粉末；气特异，味甜、咸。

【规格】每支装 1.5 克。

【用法用量】口服，1 周岁小儿一次 1.5 克，一日 2 次；1 周岁以内小儿酌减。

【功用主治】镇惊息风。用于小儿惊风，抽搐昏迷。

【注意事项】大便溏薄者慎用。

牛黄抱龙丸

【药物组成】牛黄、胆南星、天竺黄、茯苓、琥珀、人工麝香、全蝎、僵蚕、雄黄、朱砂。

【剂型】本品为黄棕色至红棕色的大蜜丸；气微香，味略苦。

【规格】每丸重 1.5 克。

【用法用量】口服，薄荷汤或温开水送下，一次 1 丸，一日 1～2 次；1 周岁以内小儿酌减。

【功用主治】清热镇惊，祛风化痰。用于小儿风痰壅盛所致的惊风，症见高热神昏、惊风抽搐。

【注意事项】如与其他药物同时使用可能会发生药物相互作用，详情请咨询医师或药师。

清开灵口服液

【药物组成】胆酸、珍珠母、猪去氧胆酸、栀子、水牛角、板蓝根、黄芩苷、金银花。

【剂型】本品为棕红色的液体；味甜、微苦。

【规格】每支装 10 毫升。

【用法用量】口服，一次 20～30 毫升，一日 2 次；儿童酌减。

【功用主治】清热解毒，镇静安神。用于外感风热时毒、火毒内盛所致高热不退，烦躁不安，咽喉肿痛，舌质红绛、苔黄，脉数者；上呼吸道感染、病毒性感冒、急性化脓性扁桃体炎、急性咽炎、急性气管炎、高热等病症见上述证候者。

【注意事项】久病体虚患者如出现腹泻时慎用本药。

第十三章

各种急、杂症的中成药速查

第一节 发　　热

万氏牛黄清心丸

【药物组成】牛黄、朱砂、黄连、栀子、郁金、黄芩。

【剂型】本品为红棕色至棕褐色的大蜜丸；气特异，味甜、微涩、苦。

【规格】每丸重 1.5 克。

【用法用量】口服，一次 2 丸，一日 2～3 次。

【功用主治】清热解毒，镇惊安神。用于邪热内闭，烦躁不安，神昏谵语，小儿高热惊厥。

【注意事项】孕妇慎用。

牛黄清宫丸

【药物组成】人工牛黄、麦冬、黄芩、莲子心、天花粉、甘草、大黄、栀子、地黄、连翘、郁金、玄参、雄黄、水牛角浓缩粉、朱砂、冰片、金银花、人工麝香。

【剂型】本品为棕黄色至棕褐色的大蜜丸；味微苦、辛，凉。

【规格】每丸重 2.2 克。

【用法用量】口服，一次 1 丸，一日 2 次。

【功用主治】清热解毒，镇惊安神，止渴除烦。用于身热烦躁，昏迷不醒，舌赤唇干，谵语狂躁，头痛眩晕，惊悸不安，小儿急热惊风。

【注意事项】孕妇忌服；属寒闭神昏者忌用；不宜久服；肝肾功能不全者慎用；运动员慎用。

瓜霜退热灵胶囊

【药物组成】西瓜霜、寒水石、石膏、滑石、磁石、玄参、水牛角浓缩粉、羚羊角、甘草、升麻、丁香、沉香、人工麝香、冰片、朱砂。

【剂型】本品为胶囊剂，内容物为灰色的粉末；气芳香，味咸，凉。

【规格】每粒装 0.3 克。

【用法用量】口服，1 岁以内一次 0.15～0.3 克，1～3 岁一次 0.3～0.6 克，3～6 岁一次 0.6～0.75 克，6～9 岁一次 0.75～0.9 克，9 岁以上一次 0.9～1.2 克，成人一次 1.2～1.8 克，一日 3～4 次。

【功用主治】清热解毒，开窍镇静。用于高热、惊厥、抽搐、咽喉肿痛等症。

【注意事项】本品不宜久服；孕妇忌服。

局方至宝散

【药物组成】水牛角浓缩粉、牛黄、玳瑁、人工麝香、朱砂、雄黄、琥珀、安息香、冰片。

【剂型】本品为橘黄色至浅褐色的粉末；气芳香浓郁，味微苦。

【规格】每瓶装 2 克。

【用法用量】口服，一次 2 克，小儿 3 岁以内一次 0.5 克，4～6 岁一次 1 克，一日 1 次；或遵医嘱。

【功用主治】清热解毒，开窍定惊。用于热病，痰热内闭，高热惊厥，神昏谵语。

【注意事项】孕妇忌服；少数患者在服药初期偶见轻度腹胀、口干，继续服药后症状可自行消失，无需停药。

牛黄千金散

【药物组成】全蝎、僵蚕、牛黄、朱砂、冰片、黄连、胆南星、天麻、甘草。

【剂型】本品为棕红色的粉末；气芳香，味辛凉而苦。

【规格】每瓶装 0.6 克。

【用法用量】口服，一次 0.6～0.9 克，一日 2～3 次；3 岁以内小儿酌减。

【功用主治】清热解毒，镇痉定惊。用于小儿惊风，高热，手足抽搐，痰涎壅盛，神昏谵语。

【注意事项】本品中含朱砂，不宜过量久服；肝肾功能不全者慎用。

清开灵口服液

具体内容见第十二章第九节“小儿惊风”下的“清开灵口服液”。

新雪颗粒

【药物组成】人工牛黄、穿心莲、磁石、竹叶卷心、广升麻、沉香、滑石、寒水石、栀子、石膏、硝石、芒硝、珍珠粉、冰片。

【剂型】本品为棕褐色颗粒或薄膜衣颗粒;气香,味苦、微咸。

【规格】每袋装 1.5 克。

【用法用量】口服,用温开水送服,一次 1 袋,一日 2 次。

【功用主治】清热解毒。用于热性病之发热,如扁桃体炎、上呼吸道炎、咽炎、气管炎、感冒所引起的高热以及温热病之烦热不解。

【注意事项】有高血压病、心脏病、肝病、糖尿病、肾病等慢性病患者,或正在接受其他治疗的患者均应在医师指导下服用;服药后大便次数每日 2～3 次者,应减量;服药后大便次数每日 3 次以上者,应停用并向医师咨询;小儿、孕妇、年老体弱及脾胃虚寒者慎用,若需使用,必须在医师指导下使用。

紫雪散

【药物组成】石膏、北寒水石、滑石、磁石、玄参、木香、沉香、升麻、甘草、丁香、芒硝(制)、硝石(精制)、水牛角浓缩粉、羚羊角、人工麝香、朱砂。

【剂型】本品为棕红色至灰棕色的粉末;气芳香,味咸、微苦。

【规格】每瓶装 1.5 克;每袋装 1.5 克。

【用法用量】口服。一次 1.5～3 克,一日 2 次;1 周岁小儿一次 0.3 克,5 岁以内小儿每增一岁递增 0.3 克,一日 1

次；5 岁以上小儿酌情服用。

【功用主治】清热开窍，止痉安神。用于热入心包、热动肝风证，症见高热烦躁、神昏谵语、惊风抽搐、斑疹吐衄、尿赤便秘。

【注意事项】孕妇禁用。

第二节　腹　　痛

乌梅丸

【药物组成】乌梅、花椒、细辛、干姜、当归、附子、桂枝、黄柏、黄连、人参。

【剂型】本品为黑色的大蜜丸；味微甜、苦、酸。

【规格】每丸重 3 克。

【用法用量】口服，一次 2 丸，一日 2～3 次。

【功用主治】缓肝调中，清上温下。用于蛔厥，久痢，厥阴头痛；或脾胃虚引起之胃脘痛、肢体瘦弱。

【注意事项】孕妇慎用；泻痢初起忌服。

纯阳正气丸

【药物组成】广藿香、姜半夏、木香、陈皮、丁香、肉桂、苍术、白术、茯苓、朱砂、硝石、硼砂、雄黄、煅金礞石、麝香、冰片。

【剂型】本品为棕黄色至棕红色的水丸；气芳香，味苦、辛。

【规格】每丸重 3 克。

【用法用量】口服，一次 1.5～3 克，一日 1～2 次。

【功用主治】温中散寒。用于暑天感寒受湿，腹痛吐泻，胸膈胀满，头痛恶寒，肢体酸重。

【注意事项】孕妇禁用；如正在使用其他药品，使用本药前应咨询医师或药师。

第三节　脏器下垂

补中益气丸

【药物组成】炙黄芪、炙甘草、当归、柴胡、党参、炒白术、升麻、陈皮。

【剂型】本品为棕褐色至黑褐色的小蜜丸或大蜜丸；味微甜、苦、辛。

【规格】小蜜丸每 100 丸重 18 克；大蜜丸每丸重 9 克。

【用法用量】口服，小蜜丸一次 9 克，大蜜丸一次 1 丸，一日 2～3 次。

【功用主治】补中益气，升阳举陷。用于脾胃虚弱、中气下陷所致的泄泻、脱肛、阴挺，症见体倦乏力、食少腹胀、便溏久泻、肛门下坠或脱肛、子宫脱垂。

【注意事项】感冒发热患者不宜服用；有高血压病、心脏病、肝病、糖尿病、肾病等慢性病且严重者应在医师指导下服用；儿童、孕妇、哺乳期妇女慎用。

黄芪颗粒

【药物组成】黄芪。

【剂型】本品为淡黄色至棕黄色的颗粒；味甜或味微甜、苦（无蔗糖）。

【规格】每袋装 15 克；每袋装 10 克；每袋装 4 克（无蔗糖）。

【用法用量】开水冲服，一次 1 袋，一日 2 次。

【功用主治】补气固表，利尿，托毒排脓，生肌。用于气短心悸，虚脱，自汗，体虚浮肿，久泻，脱肛，子宫脱垂，痈疽难溃，疮口久不愈合。

【注意事项】服用本药期间忌辛辣、生冷、油腻食物；宜饭前服用；感冒发热患者不宜服用；有高血压病、心脏病、肝病、肾病等慢性病患者及儿童、孕妇应在医师指导下服用。

第四节　中风后遗症

十香返生丸

【药物组成】沉香、丁香、檀香、青木香、香附、降香、广藿香、乳香、天麻、僵蚕、郁金、莲子心、瓜蒌子、金礞石、诃子、甘草、苏合香、安息香、人工麝香、冰片、朱砂、琥珀、牛黄。

【剂型】本品为深棕色的大蜜丸；气芳香，味甘、苦。

【规格】每丸重 6 克。

【用法用量】口服，一次 1 丸，一日 2 次；或遵医嘱。

【功用主治】开窍化痰，镇静安神。用于中风痰迷心窍引起的言语不清、神志昏迷、痰涎壅盛、牙关紧闭等。

【注意事项】中风脱证不宜用；不宜过量或长期服用；肝病、糖尿病等慢性病患者慎用；孕妇忌服。

人参再造丸

【药物组成】人参、蕲蛇、广藿香、檀香、母丁香、玄参、细辛、香附、地龙、熟地黄、三七、乳香、青皮、豆蔻、防风、制何首乌、川芎、片姜黄、黄芪、甘草、黄连、茯苓、赤芍、大黄、桑寄生、葛根、麻黄、骨碎补、全蝎、豹骨、僵蚕、附子、琥珀、龟甲、粉萆薢、白术、沉香、天麻、肉桂、白芷、没药、当归、草豆蔻、威灵仙、乌药、羌活、橘红、六神曲、朱砂、血竭、人工麝香、冰片、牛黄、天竺黄、胆南星、水牛角浓缩粉。

【剂型】本品为黑色的大蜜丸；味甜、微苦。

【规格】每丸重 3 克。

【用法用量】口服，一次 1 丸，一日 2 次。

【功用主治】益气养血，祛风化痰，活血通络。用于气虚血瘀、风痰阻络所致的中风，症见口眼歪斜、半身不遂、手足麻木、疼痛、拘挛、言语不清。

【注意事项】不宜过量服用或久服；服用本品时，不宜同时服用含有藜芦或五灵脂、郁金的药物；孕妇忌服；不宜与碘化钾、硫酸亚铁等同用。

华佗再造丸

【药物组成】当归、川芎、冰片、白芍、红参、五味子、马钱子、红花、天南星等。

【剂型】本品为黑色的浓缩水蜜丸；气香，味苦。

【规格】每 10 粒重 1 克。

【用法用量】口服。一次 4～8 克，一日 2～3 次；重症一次

8～16 克；或遵医嘱。

【功用主治】活血化瘀，化痰通络，行气止痛。用于痰瘀阻络之中风恢复期和后遗症，症见半身不遂、拘挛麻木、口眼歪斜、言语不清。

【注意事项】孕妇忌服；服药期间如有燥热感，可用白菊花蜜糖水送服，或减半服用，必要时暂停服用 1～2 天。

血栓通胶囊

【药物组成】三七总皂苷。

【剂型】本品为硬胶囊，内容物为类白色至淡黄色的粉末和颗粒；味苦、微甘。

【规格】每粒装 0.18 克（含三七总皂苷 100 毫克）。

【用法用量】口服，一次 1～2 粒，一日 3 次。

【功用主治】活血祛瘀，通脉活络。用于脑络瘀阻，中风偏瘫，心脉瘀阻，胸痹心痛；也适用于脑血管病后遗症、冠心病心绞痛见上述证候者。

【注意事项】孕妇及过敏体质者慎用；如正在使用其他药品，使用本药前请咨询医师或药师。

血塞通颗粒

【药物组成】三七总皂苷。

【剂型】本品为白色或类白色颗粒；味甘、微苦。

【规格】每袋装 3 克，含三七总皂苷 50 毫克；每袋装 3 克，含三七总皂苷 50 毫克（无蔗糖）；每袋装 6 克，含三七总皂苷 100 毫克；每袋装 1.5 克，含三七总皂苷 50 毫克（无蔗糖）。

【用法用量】开水冲服，一次 50～100 毫克，一日 3 次。

【功用主治】活血祛瘀，通脉活络，抑制血小板聚集和增加脑血流量。用于脑络瘀阻，中风偏瘫，心脉瘀阻，胸痹心痛；也适用于脑血管后遗症、冠心病心绞痛见上述证候者。

【注意事项】孕妇及过敏体质者慎用；如正在使用其他药品，使用本药前请咨询医师或药师。

血塞通片

【药物组成】三七总皂苷。

【剂型】本品为糖衣片或薄膜衣片，除去包衣后显白色或微黄色；味苦、微甘。

【规格】每片含三七总皂苷 25 毫克；每片含三七总皂苷 50 毫克；每片含三七总皂苷 100 毫克。

【用法用量】口服，一次 50～100 毫克，一日 3 次。

【功用主治】活血祛瘀，通脉活络，抑制血小板聚集和增加脑血流量。用于脑络瘀阻，中风偏瘫，心脉瘀阻，胸痹心痛；也适用于脑血管后遗症、冠心病心绞痛见上述证候者。

【注意事项】孕妇及过敏体质者慎用；如正在使用其他药品，使用本药前请咨询医师或药师。

血塞通胶囊

【药物组成】三七总皂苷。

【剂型】本品为硬胶囊，内容物为类白色至淡黄色的粉末或颗粒；味苦、微甘。

【规格】每粒含三七总皂苷 50 毫克；每粒含三七总皂苷 100 毫克。

【用法用量】口服，一次 100 毫克，一日 3 次。

【功用主治】活血祛瘀，通脉活络，抑制血小板聚集和增加脑血流量。用于脑络瘀阻，中风偏瘫，心脉瘀阻，胸痹心痛；也适用于脑血管后遗症、冠心病心绞痛见上述证候者。

【注意事项】孕妇及过敏体质者慎用；如正在使用其他药品，使用本药前请咨询医师或药师。

益气通络颗粒

【药物组成】黄芪、丹参、川芎、红花、地龙。

【剂型】本品为棕色至棕褐色颗粒；气微，味微苦。

【规格】每粒装 12 克。

【用法用量】开水冲服，一次 1 袋，一日 3 次。4 周为 1 个疗程。

【功用主治】益气活血，祛瘀通络。用于中风，中经络（轻中度脑梗死）恢复期气虚血瘀证，症见半身不遂、口眼歪斜、言语謇涩或不语、偏身麻木、面色㿠白、气短乏力、自汗。

【注意事项】对本药过敏者禁用，过敏体质慎用；如正在使用其他药品，使用本药前请咨询医师或药师。

丹灯通脑软胶囊

【药物组成】丹参、灯盏细辛、川芎、粉葛。

【剂型】本品为软胶囊，内容物为棕色至棕褐色的膏状物；味微苦、涩。

【规格】每粒装 0.55 克。

【用法用量】口服，一次 4 粒，一日 3 次。30 天为 1 个疗程。

【功用主治】活血化瘀，祛风通络。用于瘀血阻络所致的中风、中经络证。

【注意事项】急性期脑出血患者和孕妇忌用；胃病患者宜饭后服用。

丹灯通脑胶囊

【药物组成】丹参、灯盏细辛、川芎、粉葛。

【剂型】本品为硬胶囊，内容物为浅棕黄色至深棕色的颗粒和粉末；味微苦、涩。

【规格】每粒装 0.35 克。

【用法用量】口服，一次 4 粒，一日 3 次。30 天为 1 个疗程。

【功用主治】活血化瘀，祛风通络。用于瘀血阻络所致的中风、中经络证。

【注意事项】急性期脑出血患者和孕妇忌用；胃病患者宜饭后服用。

消栓肠溶胶囊

【药物组成】黄芪、当归、赤芍、地龙、川芎、桃仁、红花。

【剂型】本品为肠溶胶囊，内容物为淡棕黄色的粉末；气微香，味微甜。

【规格】每粒装 0.2 克。

【用法用量】口服，一次 2 粒，一日 3 次，饭前半小时服用；或遵医嘱。

【功用主治】补气，活血，通络。用于缺血性中风气虚血瘀证，症见眩晕、肢麻、瘫软、昏厥、半身不遂、口眼歪斜、语言謇涩、面色㿠白、气短乏力。

【注意事项】孕妇忌服；阴虚阳亢证及出血性倾向者也应慎用。

强力天麻杜仲丸

【药物组成】天麻、盐杜仲、制草乌、炮附片、独活、藁本、玄参、当归、地黄、川牛膝、槲寄生、羌活。

【剂型】本品为黑褐色的水蜜丸；气微香，味微甜、略苦麻。

【规格】每丸重 0.25 克。

【用法用量】口服，一次 12 丸，一日 2～3 次。

【功用主治】散风活血，舒筋止痛。用于中风引起的筋脉挛痛，肢体麻木，行走不便，腰腿酸痛，头痛头昏等。

【注意事项】过敏体质者慎用；年老体弱者应在医师指导下服用；服药期间宜进低盐、低脂、清淡易消化食品，不要食用辛辣、油腻食物。

中风回春片

【药物组成】当归、川芎、红花、桃仁、丹参、鸡血藤、忍冬藤、络石藤、地龙、土鳖虫、伸筋草、川牛膝、蜈蚣、茺蔚子、全蝎、威灵仙、僵蚕、木瓜、金钱白花蛇。

【剂型】本品为糖衣片或薄膜衣片，除去包衣后显棕褐色；味苦。

【规格】薄膜衣片每片重 0.3 克；糖衣片片心重 0.3 克。

【用法用量】口服，一次 4～6 片，一日 3 次；或遵医嘱。

【功用主治】活血化瘀，舒筋通络。用于痰瘀阻络所致的中风，症见半身不遂、肢体麻木、言语謇涩、口舌歪斜。

【注意事项】脑出血急性期忌服。

小活络丸

【药物组成】胆南星、制川乌、制草乌、地龙、乳香、没药。

【剂型】本品为黑褐色至黑色的小蜜丸或大蜜丸；气腥，味苦。

【规格】小蜜丸每 100 丸重 20 克；大蜜丸每丸重 3 克。

【用法用量】口服，用黄酒或温开水送服，小蜜丸一次 3 克（15 丸），大蜜丸一次 1 丸，一日 2 次。

【功用主治】祛风散寒，化痰除湿，活血止痛。用于风寒湿邪闭阻、痰瘀阻络所致的痹症，症见肢体关节疼痛，或冷痛，或刺痛，或疼痛夜甚，关节屈伸不利，麻木拘挛；也适用于中风后手足不仁，日久不愈，腰腿沉重，或腿臂间作痛。

【注意事项】孕妇禁用。

消栓通络片

【药物组成】川芎、丹参、黄芪、泽泻、三七、槐花、桂枝、郁金、木香、冰片、山楂。

【剂型】本品为糖衣片或薄膜衣片，除去包衣后显褐色；气香，味微苦。

【规格】糖衣片片心重 0.38 克；薄膜衣片每片重 0.38 克。

【用法用量】口服，一次 6 片，一日 3 次。

【功用主治】活血化瘀，温经通络。用于瘀血阻络所致的中风，症见神情呆滞、言语謇涩、手足发凉、肢体疼痛；也适用于缺血性中风及高脂血症见上述证候者。

【注意事项】孕妇忌用；服药期间，禁食生冷、辛辣、动物油脂食物；患有肝病、肾病、出血性疾病及糖尿病患者或正在接受其他治疗的患者，应在医师的指导下服药；如正在服用其他药品，使用本品请咨询医师或药师。

脑安胶囊

【药物组成】人参、川芎、当归、红花、冰片。

【剂型】本品为硬胶囊，内容物为棕色至棕褐色颗粒状粉末；气清香，味苦。

【规格】每粒装 0.4 克。

【用法用量】口服，一次 2 粒，一日 2 次，4 周为 1 个疗程；或遵医嘱。

【功用主治】活血化瘀，益气通络。适用于脑血栓形成急性期，恢复期属气虚血瘀证候者，症见急性起病、半身不遂、口舌歪斜、舌强语謇、偏身麻木、气短乏力、口角流涎、手足肿胀、舌暗或有瘀斑、苔薄白。

【注意事项】孕妇及过敏体质者慎用，出血性中风也应慎用；个别患者服药初期出现头胀、头晕、无需特殊处理。

灯盏花素片

【药物组成】灯盏花素。

【剂型】本品为淡黄色的片，或为薄膜衣片，除去包衣后显淡黄色；味淡或味微咸。

【规格】素片每片含灯盏花素 20 毫克；薄膜衣片每片含灯盏花素 20 毫克；薄膜衣片每片含灯盏花素 40 毫克。

【用法用量】口服，素片、薄膜衣片（含灯盏花素 20 毫克）一次 2 片，薄膜衣片（含灯盏花素 40 毫克）一次 1 片，一日 3 次；或遵医嘱。

【功用主治】活血化瘀，通经活络。用于脑络瘀阻，中风偏瘫，心脉痹阻，胸痹心痛；也适用于中风后遗症、冠心病心绞痛见上述证候者。

【注意事项】脑出血急性期或有出血倾向患者不宜服用本药；服药后如出现皮肤瘙痒，停药后可自行消失。

第五节 胁 痛

一、肝胆湿热

双虎清肝颗粒

具体内容见第二章第七节"肝炎、肝硬化"下的"双虎清肝颗粒"。

茵山莲颗粒

【药物组成】茵陈、半枝莲、五味子、栀子、甘草、板蓝根。

【剂型】本品为浅棕褐色至棕褐色的颗粒；味苦，略甜。

【规格】每袋装 3 克。

【用法用量】开水冲服，一次 3～9 克，一日 2 次；或遵医嘱。

【功用主治】清热，解毒，利湿。用于急、慢性肝炎，胆囊炎，胰腺炎属湿热蕴毒之证者，症见胁痛、口苦、尿黄、舌苔黄腻、脉弦滑数。

【注意事项】孕妇及过敏体质者慎用。

大黄利胆胶囊

【药物组成】大黄、手参、余甘子。

【剂型】本品为硬胶囊，内容物为棕黄色至棕褐色的颗粒或粉末；气微，味苦、涩。

【规格】每粒装 0.3 克。

【用法用量】口服，一次 2 粒，一日 2～3 次。

【功用主治】清热利湿，解毒退黄。用于肝胆湿热所致的胁痛，口苦，食欲不振等症；也可用于胆囊炎、脂肪肝见上述证候者。

【注意事项】孕妇及哺乳期女性禁服；服药期间，会出现尿黄状况，停药后即可恢复；如正在使用其他药品，使用本药前请咨询医师或药师。

乌军治胆片

【药物组成】乌梅、大黄、佛手、枳实、牛至、栀子、甘草、槟榔、威灵仙、姜黄。

【剂型】本品为糖衣片或薄膜衣片，除去包衣后显浅黄棕色至棕褐色；味微苦。

【规格】薄衣片每片重 0.32 克；糖衣片片心重 0.31 克。

【用法用量】口服，一次 4 片，一日 3 次。

【功用主治】疏肝解郁，利胆排石，泄热止痛。用于肝胆湿热所致的胁痛、胆胀，症见胁肋胀痛、发热、尿黄；也适用于胆囊炎、胆道感染或胆道术后见上述证候者。

【注意事项】孕妇慎用本药；服药期间忌烟、酒及辛辣、油腻食物。

二、肝气郁结

澳泰乐颗粒

【药物组成】返魂草、郁金、黄精、白芍、麦芽。

【剂型】本品为淡棕黄色或棕褐色的颗粒；味甜。

【规格】每袋装 5 克。

【用法用量】口服，一次 1 袋，一日 3 次。

【功用主治】疏肝理气，清热解毒。用于疲乏无力，厌油腻，纳呆食少，胁痛腹胀，口苦恶心；也适用于甲、乙型肝炎及各种慢性肝炎见上述证候者。

【注意事项】有高血压病、心脏病、肝病、糖尿病、肾病等慢性病且严重者应在医师指导下服用。

三、气滞血瘀

乙肝宁颗粒

【药物组成】黄芪、白花蛇舌草、茵陈、金钱草、党参、蒲公英、制何首乌、牡丹皮、丹参、茯苓、白芍、白术、川楝子。

【剂型】本品为黄棕色至棕褐色的颗粒；味甜、微苦。

【规格】每袋装 17 克。

【用法用量】口服，一次 1 袋，一日 3 次；儿童酌减。治疗慢性肝炎者以 3 个月为 1 个疗程。

【功用主治】调气健脾，清热利胆，活血化瘀。用于慢性迁延性肝炎、慢性活动性肝炎属湿热内蕴、肝郁脾虚、气虚血瘀证者，症见胁痛、腹胀、乏力、尿黄；对急性肝炎属此证者亦有一定疗效。

【注意事项】服药期间忌食油腻、辛辣食物。

四、肝郁脾虚

乙肝益气解郁颗粒

【药物组成】柴胡、枳壳、白芍、丹参、黄芪、党参、黄连、橘叶、法半夏、瓜蒌、刺五加、茯苓、桂枝、决明子、山楂、五味子。

【剂型】本品为棕黄色至棕褐色的颗粒；味甜，微苦。

【规格】每袋装 10 克。

【用法用量】开水冲服，一次 2 袋，一日 3 次。

【功用主治】益气化湿，疏肝解郁。用于肝郁脾虚型慢性肝炎，症见胁痛腹胀、痞满纳呆、身倦乏力、大便溏薄、舌质淡暗、舌体肿或有齿痕、舌苔薄白或白腻、脉沉弦或沉缓等。

【注意事项】肝胆湿热、邪实证者忌用。

护肝片

【药物组成】柴胡、茵陈、板蓝根、五味子、猪胆粉、绿豆。

【剂型】本品为糖衣片，除去糖衣后显褐色；味苦。

【规格】糖衣片片心重 0.35 克。

【用法用量】口服，一次 4 片，一日 3 次。

【功用主治】疏肝理气，健脾消食；具有降低转氨酶的作用。用于慢性肝炎及早期肝硬化。

【注意事项】此药不能长期服用。

利肝隆颗粒

【药物组成】郁金、茵陈、板蓝根、黄芪、当归、五味子、甘草、刺五加浸膏。

【剂型】本品为淡棕色至棕色的颗粒；味甜、微苦；或棕黄色至棕黑色的颗粒，气微，味微苦（无蔗糖）。

【规格】每袋装 10 克；每袋装 3 克（无蔗糖）。

【用法用量】开水冲服，一次 1 袋，一日 3 次；小儿酌减。

【功用主治】疏肝解郁，清热解毒，益气养血。用于肝郁湿热、气血两虚所致的两胁胀痛或隐痛、乏力、尿黄；也适用于急、慢性肝炎见上述证候者；对血清谷丙转氨酶等有显著降低作用，对乙型肝炎表面抗原转阴有较好效果。

【注意事项】孕妇慎用；药物性状发生改变时，禁止服用。

五灵胶囊

【药物组成】柴胡、灵芝、丹参、五味子。

【剂型】本品为硬胶囊，内容物为棕黄色至棕褐色的颗粒及粉末；味酸、咸、苦。

【规格】每粒装 0.35 克。

【用法用量】口服，一次 5 粒，一日 3 次，饭后半小时服用。

【功用主治】疏肝健脾活血。用于慢性乙型肝炎属肝郁脾虚挟瘀证，症见纳呆、腹胀嗳气、胁肋胀痛、疲乏无力。

【注意事项】孕妇慎用；有消化性溃疡病史者也应慎用。

五、肝肾不足

乙肝养阴活血颗粒

【药物组成】地黄、北沙参、麦冬、女贞子、五味子、黄芪、当归、白芍、制何首乌、阿胶珠、黄精、泽兰、牡蛎、橘红、丹参、川楝子。

【剂型】本品为浅棕色至浅棕褐色颗粒；味甜、微苦。

【规格】每袋装 10 克。

【用法用量】开水冲服，一次 2 袋，一日 3 次。

【功用主治】滋补肝肾，活血化瘀。用于肝肾阴虚型慢性肝炎，症见面色晦暗、头晕耳鸣、五心烦热、腰腿酸软、齿龈出血、衄血、胁下痞块、赤缕红斑、舌质红少苔、脉沉弦、细涩等。

【注意事项】肝胆湿热、脾虚气滞者忌用；忌烟、酒、油腻。

第六节 中 暑

十滴水

【药物组成】樟脑、干姜、大黄、小茴香、肉桂、辣椒、桉油。

【剂型】本品为棕红色至棕褐色的澄清液体；气芳香，味辛辣，易挥发。

【规格】每瓶 10 毫升。

【用法用量】口服，一次 2～5 毫升；儿童酌减。

【功用主治】健胃，祛风。用于伤暑引起的头晕，恶心，腹痛，胃肠不适。

【注意事项】孕妇忌服；有高血压病、心脏病、肝病、糖尿病、肾病等慢性病且严重者、孕妇或正在接受其他治疗的患者，均应在医师指导下服用。

清暑益气丸

【药物组成】人参、黄芪、白术、苍术、麦冬、泽泻、五味子、当归、黄柏、葛根、青皮、陈皮、六神曲、升麻、甘草。

【剂型】本品为黄褐色至棕褐色的大蜜丸；气微香，味甜。

【规格】每丸重 9 克。

【用法用量】口服，姜汤或温开水送服，一次 1～2 丸，一日 2 次。

【功用主治】清暑益气，健脾燥湿。用于素体气弱，伤于暑湿，症见身热头痛、口渴自汗、四肢困倦、不思饮食、胸闷身重、大便溏泄、小便短赤、苔腻、脉虚等。

【注意事项】孕妇慎用；服本品时不宜同时服用藜芦、五灵脂、皂荚或其制剂，不宜喝茶和吃萝卜，以免影响药效；高血压病、心脏病、肝病、糖尿病、肾病等慢性病且严重者应在医师指导下服用；婴幼儿、年老体虚者应在医师指导下服用。

暑症片

【药物组成】猪牙皂、细辛、薄荷、广藿香、木香、白芷、防风、陈皮、清半夏、桔梗、甘草、贯众、枯矾、雄黄、朱砂。

【剂型】本品为浅棕黄色的片；气香，味辛。

【规格】本品每片含朱砂以硫化汞（HgS）计，应为 48～60 毫克。

【用法用量】口服，一次 2 片，一日 2～3 次；必要时将片研成细粉，取少许吹入鼻内取嚏。

【功用主治】祛寒辟瘟，化浊开窍。用于夏令中恶昏厥，牙关紧闭，腹痛吐泻，四肢发麻。

【注意事项】孕妇禁用。

金银花露

【药物组成】金银花。

【剂型】本品为无色至淡黄色的透明液体；气芳香，味微甜或甜。

【规格】每瓶装 60 毫升、100 毫升、150 毫升、340 毫升（无蔗糖）；每瓶装 60 毫升、100 毫升、150 毫升、340 毫升（含蔗糖）。

【用法用量】口服，一次 60～120 毫升，一日 2～3 次。

【功用主治】清热解毒。用于暑热内犯肺胃所致的中暑、痱疹、疖肿，症见发热口渴、咽喉肿痛、痱疹鲜红、头部疖肿。

【注意事项】服药期间饮食宜清淡；不宜同时服用滋补性中成药；脾虚大便溏者慎服本药；有高血压病、心脏病、肝病、糖尿病、肾病等慢性病且严重者及婴幼儿、孕妇及年老体弱者应在医师指导下服用。

六一散

【药物组成】滑石粉、甘草。

【剂型】本品为浅黄白色的粉末；具甘草甜味，手捻有润滑感。

【规格】每袋装 9 克。

【用法用量】口服，调服或包煎服，一次 6～9 克，一日 1～2 次；外用，扑撒患处。

【功用主治】清暑利湿。用于感受暑湿所致的发热、身倦、口渴、泄泻、小便黄少；外用治痱子。

【注意事项】服药期间，饮食宜清淡，忌酒及辛辣、生冷、油腻食物；不宜在服药期间同时服用滋补性中药；外用时用毕洗手，切勿接触眼睛，皮肤破溃处禁用；儿童、孕妇、哺乳期妇女、年老体弱者以及高血压病、心脏病、肝病、糖尿病、肾病等慢性病且严重者应在医师指导下服用；服药 3 天后症状无缓解，或症状加重，或出现新的严重症状，应立即停药并去医院就诊；如正在服用其他药物，使用本药前请咨询医师或药师。

第七节　烧伤、烫伤

京万红软膏

【药物组成】地榆、地黄、罂粟壳、当归、桃仁、黄连、木鳖子、血余炭、棕榈、半边莲、土鳖虫、白蔹、黄柏、紫草、金银花、红花、大黄、苦参、五倍子、槐花、木瓜、苍术、白芷、赤芍、黄芩、胡黄连、川芎、栀子、乌梅、冰片、血竭、乳香、没药。

【剂型】本品为深棕色的软膏；具特殊的油腻气。

【规格】每支装 10 克。

【用法用量】外用，生理盐水清理创面，涂敷本品；或将本品涂于消毒纱布上，覆盖创面，消毒纱布包扎，每日换药 1 次。

【功用主治】消肿活血，解毒止痛，去腐生肌。用于轻度水、火烫伤，疮疡肿痛，创面溃烂。

【注意事项】本品对Ⅰ、Ⅱ度烧、烫伤尤为适宜，若重度烧伤，可同时结合其他方法治疗；孕妇慎用。

烧伤灵酊

【药物组成】虎杖、黄柏、冰片。

【剂型】本品为红棕色或深棕色的澄清液体。

【规格】每瓶装 50 毫升。

【用法用量】外用，喷洒于洁净的创面上，不需包扎，一日 3～4 次。

【功用主治】清热燥湿，解毒消肿，收敛止痛。用于各种原因引起的Ⅰ、Ⅱ度烧伤。

【注意事项】不可内服。

烫伤油

【药物组成】马尾连、紫草、黄芩、冰片、地榆、大黄。

【剂型】本品为棕红色的油状液体。

【规格】每瓶重 30 克。

【用法用量】外用，创面经常规处理后，用棉球蘸药涂于患处，一日 3～4 次。一般采取暴露疗法，必要时特殊部位可用本药浸过的纱布覆盖创面包扎，但是一定要保持创面有药（如有水疱，可先将水疱剪去，再涂本品）。

【功用主治】消炎止痛，去腐生肌。用于Ⅰ、Ⅱ度烧烫伤和酸碱灼伤。

【注意事项】切勿接触眼睛、口腔等处黏膜；孕妇慎用；用药2～3天症状无缓解或创面有脓苔者应去医院就诊。

紫花烧伤软膏

【药物组成】紫草、地黄、冰片、黄连、花椒、甘草、当归。

【剂型】本品为紫红色至紫棕色的软膏；气微香。

【规格】每支装40克；每支装20克。

【用法用量】外用，清创后，将药膏均匀涂敷于创面，一日1～2次。采用湿润暴露疗法，必要时特殊部位可用包扎疗法。或遵医嘱。

【功用主治】清热凉血，化瘀解毒，止痛生肌。用于Ⅰ度及Ⅱ度以下烧伤、烫伤。

【注意事项】切勿接触眼睛、口腔等处黏膜；孕妇慎用；用药2～3天症状无缓解或创面有脓苔者应去医院就诊。

积雪苷片

【药物组成】积雪草总苷。

【剂型】本品为类白色或微黄色片；或为薄膜衣片，除去包衣后显类白色或微黄色；无臭，味苦。

【规格】每片含积雪草总苷6毫克；或每片含积雪草总苷12毫克。

【用法用量】口服，一次12毫克，一日3次；用于治疗瘢痕疙瘩及硬皮病，一次12～24毫克，一日3次。

【功用主治】有促进创伤愈合作用。用于外伤、手术创伤、烧伤、瘢痕疙瘩及硬皮病。

【注意事项】孕妇及过敏体质者慎用；对本品过敏者禁用。

第八节　淋　　证

一、热淋

八正合剂

具体内容见第六章第二节下的"八正合剂"。

分清五淋丸

【药物组成】木通、盐车前子、黄芩、茯苓、猪苓、黄柏、大黄、萹蓄、瞿麦、知母、泽泻、栀子、甘草、滑石。

【剂型】本品为白色至灰白色光亮的水丸，丸芯为黄棕色至深棕色；味甘、苦。

【规格】每100粒重6克。

【用法用量】口服，一次6克，一日2～3次。

【功用主治】清热泻火，利尿通淋。用于湿热下注所致的淋证，症见小便黄赤、尿频尿急、尿道灼热涩痛。

【注意事项】孕妇慎用；淋证属于肝郁气滞或脾肾两虚、膀胱气化不行者也不宜使用；服药期间饮食宜清淡，注意多饮水，忌烟、酒及辛辣食品；本品苦寒，不宜过量、久服。

金钱草片

【药物组成】金钱草。

【剂型】本品为褐色的片或薄膜衣片,薄膜衣片除去包衣后显褐色;味微苦、涩。

【规格】素片每片重 0.3 克;薄膜衣片每片重 0.32 克。

【用法用量】口服,一次 4～8 片,一日 3 次。

【功用主治】清利湿热,通淋,消肿。用于热淋,沙淋,尿涩作痛,黄疸尿赤,痈肿疔疮,毒蛇咬伤,肝胆结石,尿路结石。

【注意事项】尚不明确。

热淋清颗粒

【药物组成】头花蓼。

【剂型】本品为棕褐色至深褐色的颗粒;气香,味微涩(无蔗糖),或味甜、略涩。

【规格】每袋装 4 克(无蔗糖);每袋装 8 克。

【用法用量】开水冲服,一次 1～2 袋,一日 3 次,7 天为 1 个疗程;儿童酌减。慢性患者可连服 2～3 个疗程。或遵医嘱。

【功用主治】清热解毒,利尿通淋。用于湿热所致的热淋,症见尿频,尿急,尿道灼热、涩痛,尿液黄赤或腰痛,少腹疼痛或见发热,舌苔黄腻,脉弦数;急慢性肾盂肾炎、膀胱炎、尿道炎、尿路结石、前列腺炎、阴道炎、盆腔炎、宫颈炎、淋病及性病后遗症等见上述证候者。可作为经验治疗首选药物。

【注意事项】尚不明确。

连参通淋片

【药物组成】黄连、苦参、瞿麦、川木通、萹蓄、栀子、大黄、丹参、绵萆薢、茯苓、白术、石菖蒲、甘草。

【剂型】本品为薄膜衣片，除去包衣后显棕黄色至棕褐色；味苦。

【规格】每片重0.8克。

【用法用量】口服，一次4片，一日3次。2周为1个疗程。

【功用主治】清热祛湿，利水通淋。用于非淋菌性尿道炎的辅助治疗，中医辨证属于湿热下注者，症见尿频、尿急、尿痛、尿道红肿刺痒、尿道口有分泌物、舌红苔黄腻、脉濡数。

【注意事项】感冒发热者不宜服用；高血压病、心脏病、肝病、糖尿病、肾病等慢性病患者应在医师指导下服用；宜饭后服用本药；服药期间，忌辛辣、生冷、油腻食物；服药2周症状无缓解，应去医院就诊；如正在使用其他药品，使用本药前应咨询医师或药师。

❀❀❀ 癃清胶囊 ❀❀❀

【药物组成】泽泻、车前子、败酱草、金银花、牡丹皮、白花蛇舌草、赤芍、仙鹤草、黄连、黄柏。

【剂型】本品为硬胶囊，内容物为棕褐色至褐色的颗粒及粉末；气芳香，味微苦。

【规格】每粒装0.4克；每粒装0.5克。

【用法用量】口服。0.4克一次6粒，一日2次；重症一次8粒，一日3次。0.5克一次4粒，一日2次；重症一次5～6粒，一日3次。

【功用主治】清热解毒，凉血通淋。用于下焦湿热所致的热淋，症见尿频、尿急、尿痛、尿短、腰痛、小腹坠胀。

【注意事项】体虚胃寒者不宜服用；如正在使用其他药品，

使用本药前应咨询医师或药师。

二、石淋

排石颗粒

【药物组成】连钱草、车前子、木通、徐长卿、石韦、瞿麦、忍冬藤、滑石、苘麻子、甘草。

【剂型】本品为浅黄色至棕褐色的颗粒；气微，味甜、略苦。或为灰色至灰棕色的颗粒；味微甜、微苦（无蔗糖）。

【规格】每袋装 20 克；每袋装 5 克（无蔗糖）。

【用法用量】开水冲服，一次 1 袋，一日 3 次；或遵医嘱。

【功用主治】清热利水，通淋排石。用于肾结石、输尿管结石、膀胱结石等病属下焦湿热证者，症见腰腹疼痛、排尿不畅或伴有血尿。

【注意事项】孕妇忌服；忌食辛、燥、酸、辣食物。

石淋通片

【药物组成】广金钱草。

【剂型】本品为棕褐色的片或糖衣片或薄膜衣片；包衣片除去包衣后显棕褐色；味苦、涩。

【规格】每片含干浸膏 0.12 克。

【用法用量】口服，一次 5 片，一日 3 次。

【功用主治】清热利尿，通淋排石。用于湿热下注所致的热淋、石淋，症见尿频、尿急、尿痛或尿有砂石；也适用于尿路结石、肾盂肾炎见上述证候者。

【注意事项】通常结石直径≤0.5 厘米排石成功率较高；双

肾结石或结石直径≥1.5厘米或结石嵌顿时间长者忌用；肝郁气滞、脾肾两虚、膀胱气化不利所致淋证者不宜；治疗期间，不宜进食辛辣、油腻和煎炸类食物。

第九节　血　　证

血康口服液

【药物组成】肿节风浸膏。

【剂型】本品为红棕色的澄清液体；味苦、涩、微甜。

【规格】每支装10毫升。

【用法用量】口服，一次10～20毫升，一日3～4次；小儿酌减；可连服1个月。

【功用主治】活血化瘀，消肿散结，凉血止血。用于血热妄行，皮肤紫斑；原发性及继发性血小板减少性紫癜。

【注意事项】服药后个别患者如有轻度恶心、嗜睡现象，继续服药后可自行消失。

维血宁颗粒

【药物组成】虎杖、白芍、仙鹤草、地黄、鸡血藤、熟地黄、墨旱莲、太子参。

【剂型】本品为浅黄色至黄棕色的颗粒；味甜、微苦或味微苦（无蔗糖）。

【规格】每袋装20克；每袋装8克（无蔗糖）。

【用法用量】口服，一次1袋，一日3次；小儿酌减；遵医嘱。

【功用主治】滋阴养血，清热凉血。用于阴虚血热所致的出血；也适用于血小板、白细胞减少症见上述证候者；并可作一般性贫血的补血健身剂。

【注意事项】血液病引起的出血性疾病禁用。

紫地宁血散

【药物组成】大叶紫珠、地菍。

【剂型】本品为黄棕色粉末；味辛、苦、微涩。

【规格】每瓶装4克。

【用法用量】口服，一次8克，一日3～4次。

【功用主治】清热凉血，收敛止血。用于胃及十二指肠溃疡或胃炎引起的吐血、便血，属胃中积热型者。

【注意事项】血液病引起的出血性疾病禁用。

养血饮口服液

【药物组成】当归、黄芪、鹿角胶、阿胶、大枣。

【剂型】本品为淡黄色至红棕色的液体；气香，味甘，微苦。

【规格】每支装10毫升。

【用法用量】口服，一次1支，一日2次。

【功用主治】补气养血，益肾助脾。用于气血两亏，崩漏下血，体虚羸弱，血小板减少及贫血；对放疗和化疗后引起的白细胞减少症也有一定的治疗作用。

【注意事项】服用本药期间忌油腻食物；外感或实热内盛者不宜服用本药；本药宜饭前服用；孕妇及过敏体质者慎用；对本药过敏者或药品性状发生改变时禁用；小儿或长期连续

服用者应在医师指导下服用；如正在使用其他药品，使用本药前请咨询医师或药师。

第十节 虚 劳

一、气虚型

四君子丸

【药物组成】党参、白术、茯苓、炙甘草。

【剂型】本品为棕色的水丸；味微甜。

【规格】每 10 丸重 1 克。

【用法用量】口服，一次 3～6 克，一日 3 次。

【功用主治】益气健脾。用于脾胃气虚，胃纳不佳，食少便溏。

【注意事项】感冒发热患者不宜服用；有高血压病、心脏病、肝病、糖尿病、肾病等慢性病且严重者应在医师指导下服用；儿童、孕妇、哺乳期妇女应在医师指导下服用。

十一味参芪片

【药物组成】人参、黄芪、天麻、当归、熟地黄、泽泻、决明子、菟丝子、鹿角、枸杞子、细辛。

【剂型】本品为糖衣片或薄膜衣片，除去包衣后显棕褐色；气芳香，味微苦。

【规格】薄膜衣片每片重 0.3 克；糖衣片片心重 0.3 克。

【用法用量】口服，一次 4 片，一日 3 次。

【功用主治】补脾益气。用于脾气不足所致的体弱，四肢无力。

【注意事项】服药期间，忌油腻食物；凡脾胃虚弱、呕吐泄泻、腹胀便溏、咳嗽痰多者慎用；感冒者不宜服用；高血压病、糖尿病患者应在医师指导下服用；本品宜饭前服用；小儿及孕妇应在医师指导下服用；如正在使用其他药品，使用本药前应咨询医师或药师。

二、血虚证

当归调经颗粒

【药物组成】当归、熟地黄、川芎、党参、白芍、甘草、黄芪。

【剂型】本品为棕黄色至棕褐色的颗粒；气香，味甜、辛、微苦。

【规格】每袋装 10 克。

【用法用量】口服，一次 1 袋，一日 2~3 次。

【功用主治】补血助气，调经。用于贫血衰弱，病后、产后血虚以及月经不调，痛经。

【注意事项】月经过多者或感冒时不宜服用本药；糖尿病患者慎用；服药期间，忌食寒凉、生冷食物；平素月经正常，突然出现月经量少，或月经错后，或阴道不规则出血应去医院就诊；服药 2 周症状无改善，也应去医院就诊；如正在使用其他药品，使用本品前请咨询医师或药师。

健脾生血片

【药物组成】党参、茯苓、炒白术、甘草、黄芪、山药、炒鸡内金、醋龟甲、山麦冬、醋南五味子、龙骨、煅牡蛎、大枣、硫酸亚铁。

【剂型】本品为薄膜衣片，除去包衣后显棕黄色至灰褐色；气微腥，味酸、涩、微苦。

【规格】每片重 0.6 克。

【用法用量】饭后口服，1 周岁以内一次 0.5 片，1～3 岁一次 1 片，3～5 岁一次 1.5 片，5～12 岁一次 2 片，成人一次 3 片，一日 3 次；或遵医嘱，4 周为 1 个疗程。

【功用主治】健脾和胃，养血安神。用于脾胃虚弱及心脾两虚所致的血虚证，症见面色萎黄或㿠白、食少纳呆、脘腹胀闷、大便不调、烦躁多汗、倦怠乏力、舌胖色淡、苔薄白、脉细弱；也适用于缺铁性贫血见上述证候者。

【注意事项】服药期间忌茶，勿与含鞣酸类药物合用；用药期间部分患儿可出现牙齿颜色变黑，停药后可逐渐消失；少数患儿服药后，可见短暂性食欲下降、恶心、呕吐、轻度腹泻，多可自行缓解；孕妇、哺乳期妇女以及高血压病、心脏病、肝病、肾病等慢性病且严重者应在医师指导下服用；如正在使用其他药品，使用本品前请咨询医师或药师。

三、阴虚证

大补阴丸

【药物组成】熟地黄、盐知母、盐黄柏、醋龟甲、猪脊髓。

【剂型】本品为深棕黑色的水蜜丸；味苦、微甜带涩。

【规格】每 10 丸重 1 克。

【用法用量】口服，一次 6 克，一日 2～3 次。

【功用主治】滋阴降火。用于阴虚火旺证，症见骨蒸潮热，盗汗遗精，咳嗽咯血，心烦易怒，足膝痛热，或消渴易饥，舌红少苔，尺脉数而有力。现代主要用于治疗肺结核、肾结核、甲状腺功能亢进症、糖尿病等属阴虚火旺之证。

【注意事项】孕妇慎用；感冒患者不宜服用；虚寒证患者不适用；本品宜饭前用开水或淡盐水送服；高血压病、心脏病、肝病、肾病等慢性病患者应在医师指导下服用。

六味地黄丸

【药物组成】熟地黄、山茱萸、牡丹皮、山药、茯苓、泽泻。

【剂型】本品为棕褐色的水丸、水蜜丸，棕褐色至黑褐色的小蜜丸或大蜜丸；味甜而酸。

【规格】大蜜丸每丸重9克；水丸每袋装5克；水蜜丸每30粒重6克；小蜜丸每30粒重9克。

【用法用量】口服，水丸一次5克，水蜜丸一次6克，小蜜丸一次9克，大蜜丸一次1丸，一日2次。

【功用主治】滋阴补肾。用于肾阴亏损，头晕耳鸣，腰膝酸软，骨蒸潮热，盗汗遗精，消渴。

【注意事项】忌不易消化食物；感冒发热患者不宜服用；儿童、孕妇、哺乳期妇女，以及有高血压病、心脏病、肝病、糖尿病、肾病等慢性病且严重者应在医师指导下服用；服药4周症状无缓解，应去医院就诊；如正在使用其他药品，使用本品前请咨询医师或药师。

麦味地黄丸

【药物组成】麦冬、五味子、熟地黄、山茱萸、牡丹皮、山药、茯苓、泽泻。

【剂型】本品为黑褐色的大蜜丸；味微甜而酸，略苦。

【规格】每丸重 9 克。

【用法用量】口服，一次 1 丸，一日 2 次。

【功用主治】滋肾养肺。用于肺肾阴亏，潮热盗汗，咽干咯血，眩晕耳鸣，腰膝酸软，消渴。

【注意事项】感冒发热患者不宜服用；有高血压病、心脏病、肝病、糖尿病、肾病等慢性病且严重者应在医师指导下服用；儿童、孕妇、哺乳期妇女应在医师指导下服用。

知柏地黄丸

【药物组成】知母、黄柏、熟地黄、山茱萸、牡丹皮、山药、茯苓、泽泻。

【剂型】本品为棕黑色的水蜜丸；味甜而带酸、苦。

【规格】每 10 丸重 1 克。

【用法用量】口服，一次 8 克，一日 3 次。

【功用主治】滋阴降火。用于阴虚火旺，潮热盗汗，口干咽痛，耳鸣遗精，小便短赤。

【注意事项】感冒发热患者不宜服用；有高血压病、心脏病、肝病、糖尿病、肾病等慢性病且严重者应在医师指导下服用；儿童、孕妇、哺乳期妇女应在医师指导下服用。

增液颗粒

【药物组成】玄参、地黄、麦冬。

【剂型】本品为棕黄色至黄棕色的颗粒；气微香，味甜、微苦涩。

【规格】每袋装 20 克。

【用法用量】口服，开水冲服，一次 1 袋，一日 3 次。

【功用主治】养阴生津，清热润燥。用于热邪伤阴、津液不足所引起的阴虚内热、口干咽燥、大便燥结；也可用作感染性疾患高热所致体液耗损的辅助用药。

【注意事项】请遵医嘱服用本药；如正在使用其他药品，使用本药前应咨询医师或药师。

古汉养生精颗粒

【药物组成】人参、炙黄芪、金樱子、枸杞子、女贞子（制）、菟丝子、淫羊藿、白芍、炙甘草、炒麦芽、黄精（制）。

【剂型】本品为棕黄色至深褐色的颗粒；气香，味甜、微苦。

【规格】每袋装 10 克；每袋装 15 克。

【用法用量】开水冲服，一次 10～20 克，一日 2 次。

【功用主治】补气，滋肾，益精。用于气阴亏虚、肾精不足所致的头晕、心悸、目眩、耳鸣、健忘、失眠、疲乏无力；也适用于脑动脉硬化、冠心病、前列腺增生、更年期综合征、病后体虚见上述证候者。

【注意事项】外感或实热内盛者不宜服用；服药期间，忌油腻食物；不宜喝茶和吃萝卜；不宜服用藜芦、五灵脂、皂荚或其制剂；宜饭前服用；孕妇、糖尿病患者应在医师指导下服用；服药 2 周或服药期间症状无改善，或症状加重，或出现新的严重症状，应立即停药并去医院就诊；如正在使用其他药品，使用该药品前请咨询医师或药师。

四、阳虚证

龟鹿补肾丸

【药物组成】龟甲胶、鹿角胶、熟地黄、何首乌、金樱子、覆盆子、菟丝子、淫羊藿、锁阳、续断、黄芪、狗脊、酸枣仁、炙甘草、陈皮、山药。

【剂型】本品为棕黑色至黑色的水蜜丸或大蜜丸；味微甘、微甜。

【规格】水蜜丸每10丸重1克；大蜜丸每丸重6克或12克。

【用法用量】口服，水蜜丸一次4.5～9克，大蜜丸一次6～12克，一日2次。

【功用主治】壮筋骨，益气血，补肾壮阳。用于肾阳虚所致的身体虚弱、神疲乏力、腰腿酸软、头晕目眩、肾亏精冷、性欲减退、夜尿频多、失眠健忘。

【注意事项】孕妇及小儿忌服；凡脾胃虚弱者忌服；不宜与感冒药同时服用；本品宜饭前或进食同时服用；服药期间出现血压上升、面红皮疹、出血、头痛、食欲缺乏、恶心呕吐、腹胀便溏等症状时应停药并去医院就诊。

桂附地黄口服液

【药物组成】肉桂、附子（制）、熟地黄、酒萸肉、牡丹皮、山药、茯苓、泽泻。

【剂型】本品为棕黄色至棕红色的液体；气微，味甜、微苦。

【规格】每支装10毫升。

【用法用量】口服，一次10毫升，一日2次。

【功用主治】温补肾阳。用于肾阳不足，腰膝酸冷，肢体浮肿，小便不利或反多，痰饮喘咳，消渴。

【注意事项】本药不宜和外感药同时服用，也不宜同时服用赤石脂或其制剂；本品中有肉桂，属温热药，不适合具有口干舌燥、烦躁气急、便干尿黄症状的糖尿病、慢性肾炎、高血压病、心脏病患者服用；本药宜饭前服或进食同时服；服药 2 周后症状无改善，或出现食欲不振、头痛、胃脘不适等症状时，应去医院就诊；如正在使用其他药品，使用本药前应咨询医师或药师。

五、气血两虚证

十全大补丸

【药物组成】党参、白术、茯苓、炙甘草、当归、川芎、白芍、熟地黄、炙黄芪、肉桂。

【剂型】本品为棕褐色至黑褐色的大蜜丸；气香，味甘而微辛。

【规格】每丸重 9 克。

【用法用量】口服，一次 1 丸，一日 2～3 次。

【功用主治】温补气血。用于气血两虚，面色苍白，心悸气短，头晕自汗，体倦乏力，四肢不温，月经量多。

【注意事项】孕妇忌用；外感风寒、风热，实热内盛者不宜服用；不宜与感冒药同时服用；服本药期间不宜同时服用藜芦、赤石脂或其制剂；身体壮实不虚者忌服；有实热者忌用；本品宜饭前服用或进食同时服；小儿应在医师指导下服用；服药期间出现口干、便干、舌红、苔黄等症应去医院就诊；如正在服用其他药品，使用本品前请咨询医师或药师。

八珍丸

【药物组成】党参、炒白术、茯苓、甘草、当归、白芍、川芎、熟地黄。

【剂型】本品黑褐色至黑色的大蜜丸；味甜、微苦。

【规格】大蜜丸每丸重 9 克。

【用法用量】口服，一次 1 丸，一日 2 次。

【功用主治】补气益血。用于气血两虚，面色萎黄，食欲不振，四肢乏力，月经过多。

【注意事项】孕妇及过敏体质者慎用；感冒发热患者不宜服用；有高血压病、心脏病、肝病、糖尿病、肾病等慢性病且严重者应在医师指导下服用；服药期间，应改变不良饮食习惯，忌饮烈酒、浓茶、咖啡，忌食油腻、辛辣刺激食物，并应戒烟。

八珍丸（浓缩丸）

【药物组成】党参、茯苓、麸炒白术、熟地黄、白芍、当归、川芎、甘草。

【剂型】本品为棕褐色的浓缩水丸；气香，味苦、辛、微酸。

【规格】每 8 丸相当于原生药 3 克。

【用法用量】口服，一次 8 丸，一日 3 次。

【功用主治】补气益血。用于气血两虚，面色萎黄，食欲不振，四肢乏力，月经过多。

【注意事项】孕妇慎用本药；由于本药为气血双补药，性质较黏腻，有碍消化，故咳嗽痰多、脘腹胀痛、纳食不消、腹胀便溏者忌服；本药不宜与感冒类药同时服用，亦不宜同时服用藜芦或其制剂；本品宜饭前服用或进食同时服；服药期间出现食欲不振、恶心呕吐、腹胀便溏者应去医院就诊；如正在使用其他药品，使用本药前应咨询医师或药师。

再造生血胶囊

【药物组成】菟丝子、红参、鸡血藤、阿胶、当归、女贞子、黄芪、益母草、熟地黄、白芍、制何首乌、淫羊藿、酒黄精、鹿茸、党参、麦冬、仙鹤草、麸炒白术、盐补骨脂、枸杞子、墨旱莲。

【剂型】本品为硬胶囊，内容物为棕黄色至棕褐色粉末；气微，味微苦。

【规格】每粒装 0.32 克。

【用法用量】口服，一次 5 粒，一日 3 次。

【功用主治】补肝益肾，补气养血。用于肝肾不足、气血两虚所致的血虚虚劳，症见心悸气短、头晕目眩、倦怠乏力、腰膝酸软、面色苍白、唇甲色淡或伴出血；也适用于再生障碍性贫血、缺铁性贫血见上述证候者。

【注意事项】如正在使用其他药品，使用本药前应咨询医师或药师。

滋肾健脑颗粒

【药物组成】龟甲、鹿角、楮实子、枸杞子、人参、茯苓。

【剂型】本品为浅棕黄色的颗粒；味甜。

【规格】每袋重 20 克。

【用法用量】开水冲服，一次 20 克，一日 2 次。

【功用主治】补气养血，填精益髓。用于健忘症，神经衰弱，腰膝酸软，神疲乏力。

【注意事项】孕妇慎用；服药期间，忌油腻食物，也不宜喝茶和吃萝卜，以免影响药效；凡阴虚阳亢、血分有热、胃火炽盛、肺有痰热、外感热病者慎服本药；如正在使用其他药品，使用本药前应咨询医师或药师。

新血宝胶囊

【药物组成】鸡血藤、黄芪、大枣、当归、白术、陈皮、硫酸亚铁。

【剂型】本品为硬胶囊，内容物为棕黄色至棕褐色的粉末；气香，味微苦、甘，有铁腥味。

【规格】每粒装 0.25 克。

【用法用量】口服，一次 2 粒，一日 3 次。10～20 天为 1 个疗程。

【功用主治】补血益气，健脾和胃。用于缺铁性贫血所致的气血两虚证。

【注意事项】宜饭后服用本药；忌茶、咖啡；忌与含鞣酸类药物合用。

人参养荣丸

【药物组成】人参、白术、茯苓、甘草、当归、熟地黄、白芍、黄芪、陈皮、远志、肉桂、五味子。

【剂型】本品为棕褐色的大蜜丸或水蜜丸；味甘、微辛。

【规格】大蜜丸每丸重 9 克；水蜜丸每袋装 6 克。

【用法用量】口服，大蜜丸一次 1 丸，水蜜丸一次 6 克，一日 1～2 次。

【功用主治】温补气血。用于心脾不足，气血两亏，形瘦神疲，食少便溏，病后虚弱。

【注意事项】孕妇及身体壮实不虚者忌服；出血者忌用；服本药时不宜同时服用藜芦、五灵脂、皂荚或其制剂，不宜喝茶和吃萝卜，以免影响药效；不宜和感冒药同时服用；本品宜饭前服用或进食同时服；糖尿病患者，心、肾功能不全者，小儿及年老体弱者应在医师指导下服用；服药期间出现尿少、头面及手足心热、血压增高、头痛、皮疹、发热、胃脘不适、下泻等症应去医院就诊；如正在服用其他药品，使用本品前请咨询医师或药师。

人参首乌胶囊

【药物组成】红参、制何首乌。

【剂型】本品为胶囊剂,内容物为黄棕色至棕褐色的粉末;味微苦。

【规格】每粒装 0.3 克。

【用法用量】口服,一次 1～2 粒,一日 3 次,饭前服用。

【功用主治】补肝肾,益气血。用于气血虚弱所致的须发早白、健忘失眠、食欲缺乏、疲劳过度;也适用于神经衰弱见上述证候者。

【注意事项】感冒患者不宜服用;服用本品的同时不宜服用藜芦、五灵脂、皂荚或其制剂,不宜喝茶和吃萝卜,以免影响药效;高血压及动脉硬化等症患者忌服;糖尿病患者应在医师指导下服用;本品宜饭前服用;小儿及孕妇应在医师指导下服用。

山东阿胶膏

【药物组成】阿胶、党参、黄芪、白术、枸杞子、甘草、白芍。

【剂型】本品为棕褐色稠厚的半流体;味甜。

【规格】每瓶装 200 克。

【用法用量】开水冲服,一次 20～25 克,一日 3 次。

【功用主治】养血补血,补虚润燥。用于气血两虚所致的虚劳咳嗽、肺痿吐血、妇女崩漏、胎动不安。

【注意事项】凡脾胃虚弱者慎用;感冒患者不宜服用;孕妇、

高血压病患者、糖尿病患者应在医师指导下服用；本品宜饭前服用；小儿及年老体弱者应在医师指导下服用。

生血宝颗粒

【药物组成】制何首乌、女贞子、桑椹、墨旱莲、白芍、黄芪、狗脊。

【剂型】本品为灰褐色的颗粒；气微香，味甜、微苦。

【规格】每袋装 8 克。

【用法用量】开水冲服，一次 8 克，一日 2～3 次。

【功用主治】养肝肾，益气血。用于肝肾不足、气血两虚所致的神疲乏力、腰膝酸软、头晕耳鸣、心悸气短、失眠、咽干、纳差食少；也适用于放、化疗所致的白细胞减少，缺铁性贫血见上述证候者。

【注意事项】凡脾胃虚弱者慎用；感冒患者不宜服用；孕妇、高血压病患者、糖尿病患者应在医师指导下服用；本品宜饭前服用。

阿胶三宝膏

【药物组成】阿胶、黄芪、大枣。

【剂型】本品为暗红棕色的黏稠液体；味甜。

【规格】每瓶装 200 克。

【用法用量】开水冲服，一次 10 克，一日 2 次。

【功用主治】补气血，健脾胃。用于气血两亏、脾胃虚弱所致的心悸、气短、崩漏、浮肿、食少。

【注意事项】感冒患者不宜服用；孕妇、高血压病患者、糖尿病患者应在医师指导下服用；本品宜饭前服用。

阿胶补血膏

【药物组成】阿胶、熟地黄、党参、黄芪、枸杞子、白术。

【剂型】本品为棕褐色的黏稠液体；味甜、微苦。

【规格】每瓶装 100 克；每瓶装 200 克；每瓶装 300 克。

【用法用量】口服，一次 20 克，早晚各一次。

【功用主治】补益气血，滋阴润肺。用于气血两虚所致的久病体弱、目昏、虚劳咳嗽。

【注意事项】本品为气血双补之药，脘腹胀痛、纳食不消、腹胀便溏者不宜服用；服本药时不宜同时服用藜芦或其制剂，也不宜与感冒类药同时服用；小儿及高血压病、糖尿病患者或正在接受其他药物治疗者应在医师指导下服用；本品宜饭前服用或进食同时服用；服药期间出现食欲不振、恶心呕吐、腹胀便溏者应去医院就诊；如正在使用其他药品，使用本药前请咨询医师或药师。

当归补血口服液

【药物组成】当归、黄芪。

【剂型】本品为棕黄色至黄棕色的液体；气香，味甜、微辛。

【规格】每支装 10 毫升。

【用法用量】口服，一次 10 毫升，一日 2 次。

【功用主治】补养气血。用于气血两虚证。

【注意事项】高血压病患者慎用本药；月经提前量多、色深红或经前、经期腹痛拒按，乳房胀痛者不宜服用；服药期间，忌油腻食物，宜饭前服用；服药 2 周或服药期间症状无改善，或症状加重，或出现新的严重症状，应立即停药并去医院就诊；如正在使用其他药品，使用本药前请咨询医师或药师。

六、阴阳两虚证

强肾片

【药物组成】鹿茸、山药、山茱萸、熟地黄、枸杞子、丹参、补骨脂、牡丹皮、桑椹、益母草、茯苓、泽泻、盐杜仲、人参茎叶总皂苷。

【剂型】本品为糖衣片或薄膜衣片，除去包衣后显褐色至深褐色；味甜、微苦。

【规格】薄膜衣片每片重 0.31 克；薄膜衣片每片重 0.63 克；糖衣片片心重 0.30 克。

【用法用量】口服，0.31 克、0.30 克规格一次 4～6 片，0.63 克规格一次 2～3 片，一日 3 次；小儿酌减。

【功用主治】补肾填精，益气壮阳。用于阴阳两虚所致的肾虚水肿、腰痛、遗精、阳痿、早泄、夜尿频数；也适用于慢性肾炎和久治不愈的肾盂肾炎见上述证候者。

【注意事项】孕妇慎用；服药期间，忌辛辣、生冷、油腻食物；高血压病、感冒发热患者不宜服用；心脏病、糖尿病、肝病等慢性病患者应在医师指导下服用；如正在使用其他药品，使用本药前请咨询医师或药师。

第十一节 癌　　症

西黄丸

具体内容见第十章第一节下的"西黄丸"。

百合固金丸

【药物组成】百合、熟地黄、麦冬、玄参、川贝母、当归、白芍、桔梗、甘草。

【剂型】本品为黑褐色的水蜜丸、小蜜丸或大蜜丸；味微甜。

【规格】水蜜丸每100丸重20克；小蜜丸每100丸重20克；大蜜丸每丸重9克。

【用法用量】口服，水蜜丸一次6克，小蜜丸一次9克，大蜜丸一次1丸，一日2次。

【功用主治】养阴润肺，化痰止咳。用于肺肾阴虚，燥咳少痰，痰中带血，咽干喉痛；并可用于治疗肺癌。

【注意事项】服药期间忌烟、酒及辛辣、生冷、油腻食物；脾胃虚弱、食少腹胀、大便稀溏者不宜服用；有支气管扩张、肺脓肿、肺结核、肺源性心脏病、高血压病、心脏病、肝病、肾病等慢性病且严重者及糖尿病患者、儿童、孕妇、哺乳期妇女、年老体弱者均应在医师指导下服用；咳嗽声重、鼻塞流清涕之风寒咳嗽者及痰多黏稠或稠厚成块之痰湿壅盛患者不宜服用本药。

荷叶丸

【药物组成】荷叶、藕节、大蓟炭、小蓟炭、知母、黄芩炭、地黄炭、棕榈炭、栀子、茅根炭、玄参、白芍、当归、香墨。

【剂型】本品为黑色的大蜜丸；气微，味甘、后微苦。

【规格】每丸重9克。

【用法用量】口服，一次1丸，一日2～3次。

【功用主治】凉血止血。用于血热所致的咯血、衄血、尿血、便血、崩漏，并可用于治疗各种癌性出血。

【注意事项】尚不明确。

百令胶囊

【药物组成】发酵冬虫夏草菌粉。

【剂型】本品为硬胶囊，内容物为灰色至灰黄色粉末；气微腥，味微咸。

【规格】每粒装 0.2 克；每粒装 0.5 克。

【用法用量】口服，一次 5～15 粒（0.2 克装）或 2～6 粒（0.5 克装），一日 3 次；用于慢性肾功能不全者：一次 10 粒（0.2 克装）或一次 4 粒（0.5 克装），一日 3 次。8 周为 1 个疗程。

【功用主治】补肺肾，益精气。用于肺肾两虚引起的咳嗽、气喘、咯血、腰背酸痛、面目虚浮、夜尿清长；也可用于慢性支气管炎、慢性肾功能不全、肝癌、肺癌、乳腺癌等的辅助治疗。

【注意事项】服药期间忌不易消化食物；感冒发热患者不宜服用；有高血压病、心脏病、肝病、糖尿病、肾病等慢性病且严重者及儿童、孕妇、哺乳期妇女应在医师指导下服用。

芪珍胶囊

【药物组成】珍珠、黄芪、三七、大青叶、重楼。

【剂型】本品为硬胶囊，内容物为灰褐色的粉末；味微苦。

【规格】每粒装 0.3 克。

【用法用量】口服，一次 5 粒，一日 3 次。

【功用主治】益气化瘀，清热解毒。用于肺癌、乳腺癌、胃癌患者的辅助治疗。

【注意事项】服用本药期间，应忌食生冷、油腻等不易消化及辛辣、刺激性的食物，以免影响药物的吸收与疗效；如正在使用其他药品，使用本药前请咨询医师或药师。

生白合剂（生白口服液）

【药物组成】淫羊藿、补骨脂、附子（黑顺片）、枸杞子、黄芪、鸡血藤、茜草、当归、芦根、麦冬、甘草。

【剂型】本品为棕红色液体；气香，味微苦。

【规格】每支装 10 毫升；每支装 20 毫升；每瓶装 250 毫升。

【用法用量】口服，一次 40 毫升，一日 3 次；或遵医嘱。

【功用主治】温肾健脾，补益气血。用于癌症放、化疗引起的白细胞减少属脾肾阳虚、气血不足证候者，症见神疲乏力、少气懒言、畏寒肢冷、纳差便溏、腰膝酸软。

【注意事项】阴虚火旺及有出血倾向者禁用本药；热毒证、孕妇也应禁用；个别患者服后有轻度胃脘不适。

索　引